Schneble

**Epilepsie bei Kindern:
Wie Ihre Familie damit
leben lernt**

Der Autor:

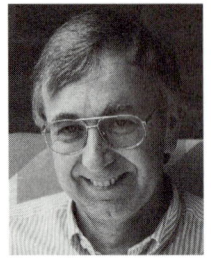

Dr. med. Hansjörg Schneble ist Facharzt für Kinderkrankheiten und Epileptologe. Er ist Ärztlicher Direktor des Epilepsiezentrums Kork und Leiter der dortigen Klinik für Kinder und Jugendliche. Er ist Autor mehrerer Fachbücher zum Thema Epilepsie (davon eines mit dem Bodelschwingh-Preis ausgezeichnet). Daneben hat er mehrere Kinderbücher geschrieben. Sein besonderes Anliegen gilt der sozialen Betreuung von epilepsiekranken Kindern und Jugendlichen sowie deren medikamentöser Behandlung. Er ist Vater von 3 Kindern.

Dr. med. Hansjörg Schneble

Epilepsie bei Kindern: Wie Ihre Familie damit leben lernt

- Was Epilepsie ist
- Wie der Arzt untersucht und behandelt
- So nutzen Sie die besten Chancen für Ihr Kind

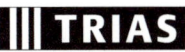

Leserservice:

Wenn Sie Fragen oder Anregungen zu
diesem Buch haben, schreiben Sie uns:
TRIAS Verlag
Postfach 30 11 07
D-70451 Stuttgart

Oder schicken Sie eine E-Mail an:
trias.lektorat@thieme.de

Umschlaggestaltung:
Cyclus · D+P Loenicker, Stuttgart

Textzeichnungen:
Friedrich Hartmann, Nagold

Lektorat:
Uta Spieldiener

Außenlektorat:
Heike Herrberg

Bildnachweis:
Cover: IFA; Bavaria: S. 12; WDV: S. 63; MEV:
S. 87, 98, 102, 107, 113, 120, 138; Stockpit:
S. 105, 118, 142; Couples and Teens: S. 110;
Buchrückseite: MEV

Die Deutsche Bibliothek –
CIP-Einheitsaufnahme
Schneble, Hansjörg:
Epilepsie bei Kindern : wie Ihre Familie damit
leben lernt ; was Epilepsie ist ; wie der Arzt
untersucht und behandelt ; so nutzen Sie die
besten Chancen für Ihr Kind / Hansjörg
Schneble. – Stuttgart : TRIAS, 1999

Dieses Buch wurde in der neuen
deutschen Rechtschreibung verfasst.

Gedruckt auf chlorfrei gebleichtem Papier

© 1999 Georg Thieme Verlag
Rüdigerstraße 14, D-70469 Stuttgart
Printed in Germany
Satz: Fotosatz H. Buck, Kumhausen
Druck: Gulde-Druck, Tübingen

ISBN 3-89373-528-3   1 2 3 4 5 6

Wichtiger Hinweis:
Wie jede Wissenschaft ist die Medizin ständi-
gen Entwicklungen unterworfen. Forschung
und klinische Erfahrung erweitern unsere
Erkenntnisse, insbesondere was medikamentöse Therapie und andere Behandlungsmöglichkeiten anbelangt. Soweit in diesem
Werk eine Dosierung oder eine Applikation
erwähnt wird, darf der Leser zwar darauf ver-
trauen, dass Autoren, Herausgeber und Verlag große Sorgfalt darauf verwandt haben,
dass diese Angabe **dem Wissensstand bei
Fertigstellung des Werkes** entspricht.
Für Angaben über Dosierungsanweisungen
und Applikationsformen kann vom Verlag jedoch keine Gewähr übernommen werden. **Jeder Benutzer ist angehalten,** durch sorgfältige Prüfung der Beipackzettel der verwendeten Präparate und gegebenenfalls nach Kon-
sultation eines Spezialisten festzustellen, ob
die dort gegebene Empfehlung für Dosierun-
gen oder die Beachtung von Kontraindikatio-
nen gegenüber der Angabe in diesem Buch
abweicht. Eine solche Prüfung ist besonders
wichtig bei selten verwendeten Präparaten
oder solchen, die neu auf den Markt gebracht
worden sind. **Jede Dosierung oder Applikation erfolgt auf eigene Gefahr des Benutzers.**
Autoren und Verlag appellieren an jeden Benutzer, ihm etwa auffallende Ungenauigkei-
ten dem Verlag mitzuteilen.

Die in diesem Buch vorgestellten Fallbeispiele (Seitenangaben):

Sebastian (BNS-Epilepsie)	30/31; 89/90; 124
Annette (Absencen; Pyknolepsie)	31; 90/91; 124/125
Rainer (Aufwach-Grand-mal-Epilepsie)	38–41; 91/92; 125
Petra (fokale Anfälle, Rolando-Epilepsie)	45/46; 92/93; 125–127
Peter (partial-komplexe Anfälle, fokale symptomatische Epilepsie)	48/49; 93/94; 127/128
Jürgen (photogene Anfälle, Reflex-Epilepsie)	51–53; 94/95; 128–131
Lukas (Fieberkrämpfe, Medikamenten-Nebenwirkungen)	134–136; 139/140

Zu diesem Buch

Epileptische Anfälle und Epilepsien sind weit verbreitet – gerade im Kindesalter. Trotzdem ist das Wissen in der Bevölkerung um diese gesundheitliche Störung recht gering. Im Gegenteil: Es gibt kaum eine andere chronische Krankheit, bei der es so viel Nichtwissen, Fehlinformationen und Vorurteile gibt wie bei den Epilepsien – also den Krankheiten, die mit wiederholten epileptischen Anfällen einhergehen.

Dieser Ratgeber möchte den Leserinnen und Lesern helfen, den medizinischen Hintergrund epileptischer Anfälle zu verstehen, den Weg vom ersten epileptischen Anfall zur Epilepsie-Diagnose nachzuvollziehen und Behandlungsmöglichkeiten kennen zu lernen. Aber chronisches Kranksein bedeutet nicht nur »Mangel an Gesundheit«, sondern auch Beeinträchtigung körperlicher, psychischer und sozialer Möglichkeiten. Deshalb soll dieses Buch auch darüber informieren, welche Konsequenzen diese chronische Krankheit im engeren und weiteren psychosozialen Umfeld des Erkrankten haben kann.

Dieses Buch behandelt schwerpunktmäßig epileptische Anfälle und Epilepsien bei Kindern und Jugendlichen. Deshalb richtet es sich in erster Linie an betroffene Eltern, aber auch an Lehrerinnen und Lehrer, Erzieherinnen und Sozialarbeiter – und natürlich an anfallkranke ältere Kinder und Jugendliche, sowie an alle, die sich über die Krankheit informieren wollen. Es ging uns bei der Darstellung der Thematik nicht darum, alle Einzelheiten epileptischer Krankheitsbilder darzustellen und diagnostische oder therapeutische Maßnahmen detailliert und vollständig abzuhandeln. Vielmehr soll versucht werden, ein grundsätzliches Verständnis für das Krankheitsbild und für die Auswirkungen der Krankheit im Alltagsleben zu vermitteln. Um den medizinischen Sachverhalt und die psychosoziale Bedeutung einer Epilepsie zu konkretisieren, sind in den laufenden Text immer wieder »Fallbeispiele« eingestreut. Diese »Krankengeschichten« lassen sich mit Hilfe entsprechender Seitenverweise auch losgelöst von der medizinischen Thematik durch das Buch verfolgen.

Grundlage jeder medizinischen Betreuung eines anfallkranken Kindes ist die vertrauensvolle Zusammenarbeit zwischen Arzt, Kind und Familie. Dieser Ratgeber kann in keinem Fall Ersatz für das Gespräch zwischen Arzt und Betroffenen sein. Er soll ergänzen, verdeutlichen und manche Fragen, die in der Sprechstunde möglicherweise zu kurz gekommen sind, zu beantworten versuchen.

Kehl-Kork, Juni 1999   Hansjörg Schneble

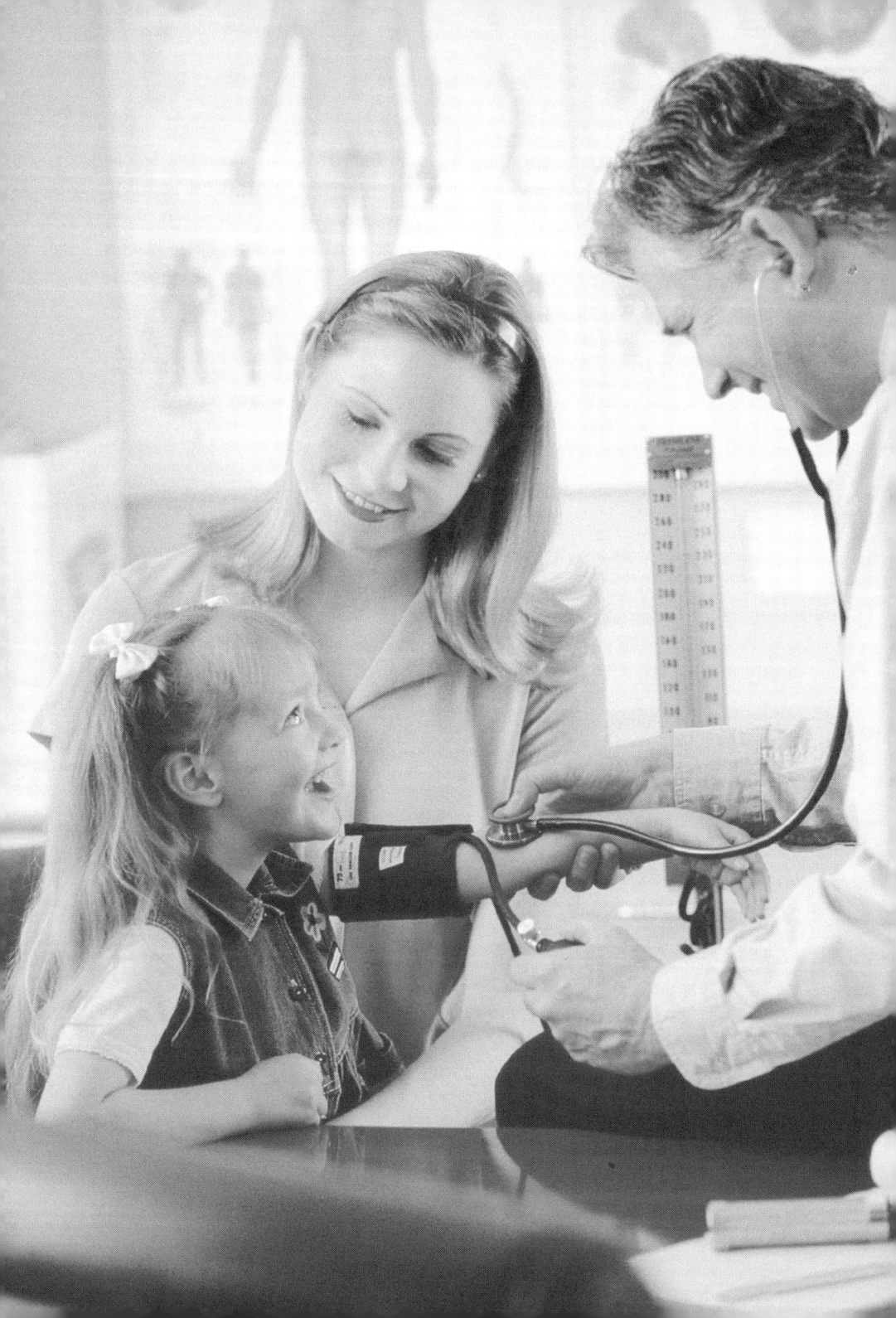

Teil 1 Die medizinischen Fachbegriffe verstehen

»Epilepsie« ist eine Sammelbezeichnung, hinter der sehr unterschiedliche Krankheiten stecken können. Nicht jeder Mensch, der epileptische Anfälle hat, leidet auch an einer Epilepsie.

Was aber ist eigentlich eine Epilepsie, und was ist der Unterschied zwischen Epilepsie und epileptischen Anfällen? Was sind ihre Ursachen, wie kann sie behandelt werden, und wie sieht der weitere Krankheitsverlauf aus? Diese und viele andere Fragen werden auf den folgenden Seiten beantwortet.

Epilepsie – eine häufige Krankheit?

Vielleicht fragen Sie sich, ob es denn lohnt, ein Buch über Epilepsie bei Kindern zu schreiben. Ist Epilepsie denn eine häufige Krankheit? Gibt es eine besonders große Zahl epilepsiekranker Kinder oder Jugendlicher? Die Epilepsie ist tatsächlich weit verbreitet, ja, sie ist eine der häufigsten chronischen (d.h. lang dauernden) Krankheiten überhaupt! Man kann davon ausgehen, dass sich unter 100 oder 200 Menschen einer befindet, der an Epilepsie leidet – dies entspricht einer Häufigkeit von 0,5 bis 1 Prozent. Das bedeutet, dass zur Zeit in der Bundesrepublik Deutschland 400 000 bis 800 000 epilepsiekranke Menschen leben.

Weltweite Verbreitung

Die Epilepsie ist tatsächlich eine Krankheit, der wir besonders häufig im Kindes- und Jugendalter begegnen: Zwei Drittel aller Epilepsien beginnen vor dem 20. Lebensjahr! Würden wir heute in einer deutschen Stadt eine Stichprobe bei allen Menschen durchführen, die an Epilepsie leiden, so würden wir feststellen, dass über 30 Prozent dieser Epilepsiekranken im Kindes- und Jugendalter sind, obwohl nur etwa 20 Prozent aller Bewohnerinnen und Bewohner der ausgewählten Stadt dieser Altersgruppe angehören.

Die Epilepsie ist im Grunde genommen überall auf der Welt ähnlich verbreitet – ob in Japan, Kanada oder Deutschland. Da aber zahlreiche gesundheitliche Störungen, die zu einer Epilepsie führen können, in so genannten Entwicklungsländern meist häufiger sind als in Ländern mit höherem medizinischen Standard, gibt es in der so genannten Dritten Welt prozentual mehr Menschen mit Epilepsie als zum Beispiel in Europa oder in den USA (zu den Ursachen siehe ab Seite 73). Epilepsien kommen bei Jungen bzw. Männern etwas häufiger vor als bei Mädchen bzw. Frauen. Das Verhältnis ist ungefähr 52 zu 48. Eine eindeutige Begründung für diesen kleinen, aber immer wieder nachweisbaren Unterschied kennen wir nicht.

Unser persönliches Umfeld

Wie wir im Verlauf dieses Buches noch sehen werden, sprechen wir von Epilepsie erst dann, wenn bei einem Menschen immer wieder epileptische Anfälle auftreten. Was genau sich hinter dem Begriff »Epileptische Anfälle« verbirgt – auch dazu später mehr. Es gibt viele Menschen, die nur ein- oder zweimal in ihrem Leben einen epileptischen Anfall erleiden – hervorgerufen durch ein akutes Ereignis, verbunden mit einer ganz bestimmten Situation. 4 bis 5 % aller Menschen erleiden in ihrem Leben solche »Gelegenheitsanfälle«; wir rechnen sie aber nicht zu den Epilepsiekranken, weil diese epileptischen Anfälle nur vereinzelt, situationsgebunden auftreten, also nicht Zeichen einer chronischen Krankheit mit immer wiederkehrenden Anfällen sind. Zu diesen Gelegenheitsanfällen gehören zum Beispiel die Fieberkrämpfe bei Kleinkindern (siehe Seite 72).

Aus all dem lässt sich leicht folgern, dass wir fast alle in der Verwandtschaft, im Freundes- oder Bekanntenkreis jemanden kennen, der oder die an Epilepsie leidet oder zumindest schon einmal einen epileptischen Anfall (als Gelegenheitsanfall) erlitten hat – nur: wir wissen es meistens nicht!

Ein Blick zurück

Es gibt kaum eine Krankheit, die sich in der Geschichte der Menschheit so weit zurückverfolgen lässt wie die Epilepsie. Dafür gibt es hauptsächlich zwei Gründe:

● Auch in früheren Jahrhunderten und Jahrtausenden war die Epilepsie eine verbreitete Krankheit – möglicherweise kam sie in vergangenen Zeiten noch häufiger vor als heute, weil aufgrund der ungünstigen medizinischen und hygienischen Bedingungen die auslösenden Ursachen zahlreicher waren als in unseren Tagen. Da es außerdem bis ins 19. Jahrhundert hinein keine wirksamen Behandlungsmöglichkeiten gab, gehörten die Epilepsiekranken mit ihren Anfällen viel mehr zum alltäglichen Straßenbild als heute.

● Der »große epileptische Anfall« ruft bis heute bei den meisten Menschen, insbesondere bei denen, die dieses Krankheitsbild nur vom Hörensagen kennen, Beklemmung, Angst, Schreck – ja, sogar Panik hervor. Bei denjenigen, die einen epileptischen Anfall schon einmal beobachtet haben, bleibt er als äußerst eindrückliches Erlebnis haften.

So ist es also kein Wunder, dass uns die Epilepsie nicht nur in alten medizinischen Handschriften und Büchern, sondern auch in religiösen Schriften, Gesetzestexten und literarischen Werken vergangener Zeiten begegnet. Der älteste bekannte schriftliche Hinweis auf die Epilepsie ist über dreieinhalb Jahrtausende alt – er findet sich in der Gesetzessammlung des Babylonischen Königs Hammurabi.

Schon in der Bibel steht geschrieben ...

Und da sie zu dem Volk kamen, trat zu ihm ein Mensch und fiel ihm zu Füßen und sprach: »Herr, erbarme dich über meinen Sohn! denn er ist mondsüchtig und hat schwer zu leiden; er fällt oft ins Feuer und oft ins Wasser.« (...)

Jesus aber (...) sprach: »(...) Bringt ihn mir her!«

Und Jesus bedrohte ihn; und der böse Geist fuhr aus von ihm, und der Knabe ward gesund zu derselben Stunde. (Neues Testament, Matthäus 17, 14–18)

»Fall' net hin!«

Während wir heute wissen, dass jeder epileptische Anfall, jede Epilepsie Ausdruck einer Hirnstörung ist (siehe Seite 23), war den Menschen früherer Zeiten die Ursache dieser Krankheit völlig unbekannt. So ist es verständlich, dass man epileptische Anfälle über viele Jahrhunderte hinweg mit überirdischen Einflüssen, mit guten und mit schlechten, in Verbindung brachte. Offensichtliche Zeichen dieses vermuteten Zusammenhangs zwischen Epilepsie und übersinnlichen Kräften waren beispielsweise die verschiedenen Namen, die diese Krankheit im Verlauf der Jahrhunderte erhalten hat: heilige Krankheit, Mondsucht (siehe obiges Bibelzitat), göttliche, dämonische, verfluchte oder himmlische Krankheit.

Überirdische Mächte schickten nach altem Volksglauben die schwere Krankheit, also konnten auch nur sie wieder davon befreien. Um geheilt zu werden, opferte man den Göttern, flehte unsichtbare Geister und Dämonen an und betete zu Gott und seinen Heiligen. Der wichtigste Heilige gegen die Epilepsie war im Christlichen Mittelalter der Hl. Valentin – wahrscheinlich wegen seines Namens: Valentin = »fall' net hin!«. St. Valentins-Krankheit, Valentins-Übel, Valentins-Rache waren deshalb gängige Epilepsie-Bezeichnungen im Mittelalter. Die wichtigsten mittelalterlichen Valentin-Wallfahrtsorte waren Rufach im Oberelsass und Kiedrich im Rheingau.

Auf der Suche nach den Ursachen

Neben weit verbreiteten mystischen und abergläubischen Vorstellungen über das Wesen und die Ursache der Epilepsie gab es aber auch schon in früheren Jahrhunderten Ärzte, die diese Krankheit mit anderen Augen sahen: »In Wirklichkeit ist aber das Gehirn Schuld an diesem Leiden«, heißt es im ersten Buch, das je über Epilepsie geschrieben wurde, in Hippokrates' bedeutendem Werk mit dem ironisch gemeinten Titel »Über die Heilige Krankheit«; es entstand etwa 400 Jahre vor Christus, wahrscheinlich auf der Insel Kos in der Ägäis. Einen ähnlichen Gedanken formulierte etwa 600 Jahre später der Römer Galen: »Allen Formen von Epilepsie ist gemeinsam, dass das Gehirn erkrankt ist.«

Paracelsus, der bedeutende deutsche Arzt im ausgehenden Mittelalter, schrieb in der ersten Hälfte des 16. Jahrhunderts die erste umfassende Abhandlung über die Epilepsie in deutscher Sprache. Entgegen dem damals noch weit verbreiteten Glauben über den dämonischen Ursprung der Krankheit – der auch in der zitierten Bibelstelle zum Ausdruck kommt – betonte Paracelsus, dass die Epilepsie eine organische Krankheit sei, also ihre Ursache in einem erkrankten Körperorgan habe. Paracelsus glaubte allerdings, dass die Epilepsie nicht nur von einem erkrankten Gehirn, sondern beispielsweise auch vom Herz oder von der Leber ausgehen könne. Erst in der zweiten Hälfte des 19. Jahrhunderts wurde dann der wahre Hintergrund des epileptischen Geschehens erkannt, nämlich – vereinfacht gesagt – die vorübergehende Funktionsstörung von Nervenzellen im Gehirn (siehe Seite 23).

Zu allen Zeiten wurden unzählige Mittel gegen epileptische Anfälle eingesetzt – vor allem pflanzliche Präparate (zum Beispiel Pfingstrosensamen, Mistelbeeren), aber auch »Heil-Mittel« aus dem Tierreich (Schildkrötenblut, Schlangenfleisch) oder chemisch definierte Substanzen (zum Beispiel Silbernitrat, Kupfersalze) –, aber keines dieser »Medikamente« half wirklich. Erst im Jahre 1857 wurde mit der Entdeckung der anfallhemmenden Wirkung von Bromsalzen die Ära der modernen medikamentösen Epilepsietherapie eingeleitet.

In den 20er Jahren unseres Jahrhunderts wurde mit der Entdeckung des menschlichen Elektroencephalogramms (EEG, Hirnstromkurve) durch den deutschen Psychiater Hans Berger die bis heute wichtigste diagnostische Möglichkeit im Hinblick auf epileptische Anfälle eröffnet.

Epilepsie – was ist das eigentlich?

Der Ausdruck »Epilepsie« leitet sich von dem griechischen Wort »epilambanein« ab, das so viel wie »packen, anfallen« bedeutet. »Epilepsie« heißt also »Anfall« oder besser: »Anfallkrankheit«. Da es aber unterschiedliche Formen von Anfallkrankheiten gibt, sprechen wir besser von *den Epilepsien*. Jeder Mensch kann unter bestimmten Bedingungen einen epileptischen Anfall erleiden, zum Beispiel durch einen Stromschlag, durch eine Vergiftung, durch Unterzuckerung, bei Kleinkindern durch hohes Fieber (Gelegenheitsanfälle). Von einer Epilepsie sprechen wir aber erst dann, wenn ein Mensch immer wieder epileptische Anfälle hat, ohne dass für den einzelnen Anfall ein unmittelbarer Auslöser erkennbar ist. Dies bedeutet unter anderem, dass es sich bei einer Epilepsie immer um eine chronische, also um eine länger dauernde Erkrankung handelt – die aber keineswegs ein ganzes Leben andauern muss!

Der Aufbau des menschlichen Gehirns

Das Gehirn bildet zusammen mit dem Rückenmark das zentrale Nervensystem, das ZNS. (Die Summe aller Nerven, die – vom ZNS ausgehend – den gesamten Organismus durchziehen, nennt man dagegen peripheres Nervensystem.) Am Gehirn selbst werden Groß-, Zwischen- und Mittelhirn, das verlängerte Mark (das am Hinterhauptsloch, einer etwa fünfmarkstückgroßen Öffnung an der hinteren Schädelbasis, in das Rückenmark übergeht) und das Kleinhirn unterschieden, das wie ein Rucksack dem Mittelhirn und dem verlängerten Mark aufliegt (siehe Abbildung). Gehirn und Rückenmark sind von mehreren Hirn- bzw. Rückenmarkshäuten eingehüllt.

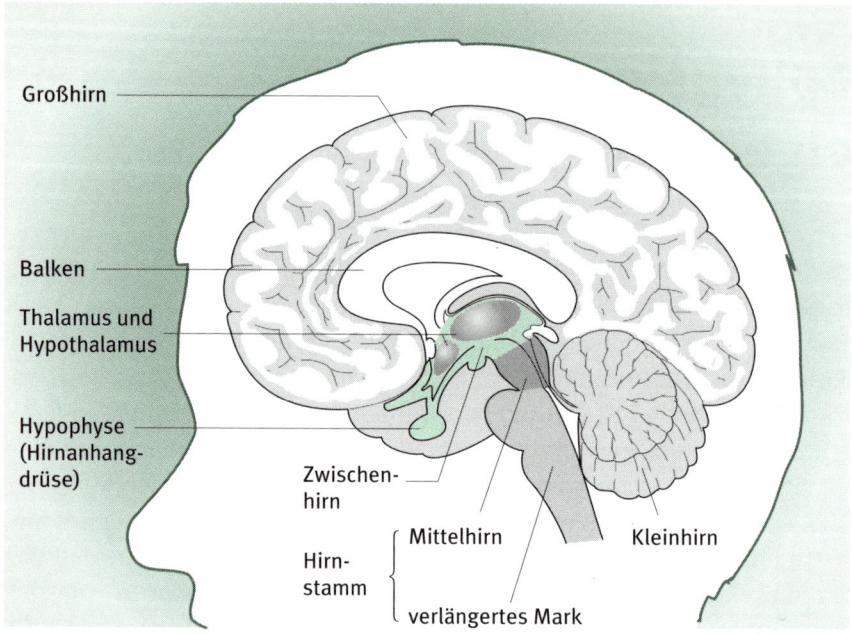

Großhirn

Balken

Thalamus und
Hypothalamus

Hypophyse
(Hirnanhang-
drüse)

Zwischen-
hirn

Mittelhirn

Kleinhirn

Hirn-
stamm

verlängertes Mark

Das (längs durchgeschnittene) menschliche Gehirn und seine wichtigsten Teile, von der (linken) Seite her gesehen.

Wenn wir die Möglichkeit hätten, das Gehirn im Ganzen aus seiner knöchernen Kapsel herauszunehmen, so würden wir von außen fast ausschließlich das Großhirn wahrnehmen; mit seinen wurmförmigen Windungen hat es sich über alle anderen Hirnteile gelegt, nur das Kleinhirn ist noch teilweise unterhalb des Hinterhauptslappens zu erkennen. Das Großhirn ist (ebenso wie das Kleinhirn und Teile des Zwischenhirns) paarig angelegt, es gibt also je eine rechte und linke Großhirnhälfte; sie sind über ein breites Nervenfaserbündel, den so genannten Balken, miteinander verbunden.

Jede Großhirnhälfte wird in 4 Abschnitte oder Lappen gegliedert: Stirn-, Scheitel-, Schläfen- und Hinterhauptslappen. Viele Funktionen des Großhirns können bestimmten Hirnbereichen zugeordnet werden: z.B. das Sehen dem Hinterhauptslappen, die Willkürmotorik dem Stirnlap-

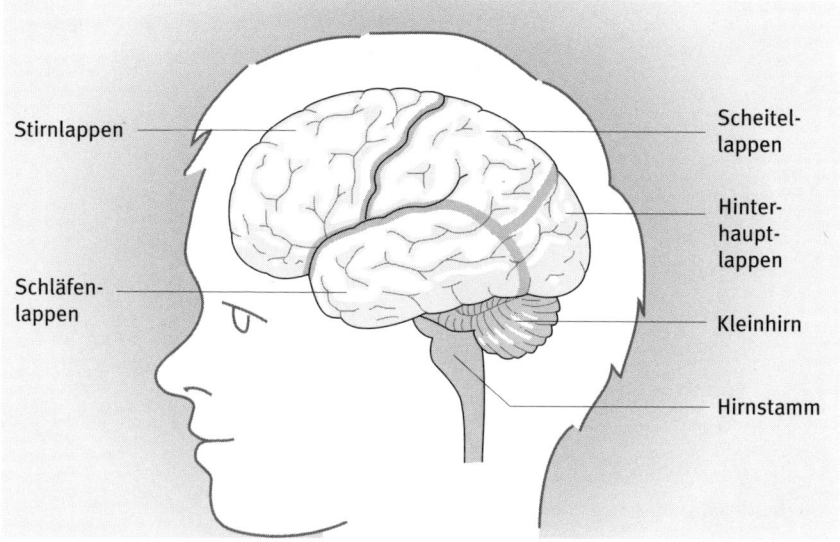

Das Großhirn überdeckt mit seinen 4 Lappen fast alle anderen Gehirnteile.

pen, die körperliche Empfindung (Sensibilität) dem Scheitellappen, die Sprache der Hirnregion, in der Stirn-, Scheitel- und Schläfenlappen aneinandergrenzen, und schließlich das Hören dem Schläfenlappen.

Schneidet man eine Gehirnhälfte durch, so sind auf der Schnittfläche zwei unterschiedlich gefärbte Bereiche zu erkennen: die graue und die weiße Substanz. Die graue Substanz des Gehirns wird von vielen Milliarden Nervenzellen gebildet, die weiße Substanz stellt das »Verkehrssystem« dar, bildet also die Summe aller Nervenbahnen. (Der bereits erwähnte Balken ist ein Teil dieses Verkehrssystems, nämlich die Verbindungsstraße zwischen den beiden Großhirnhälften.) Die graue Substanz ist größtenteils an der Großhirnoberfläche angeordnet – dort bildet die Mehrzahl der Gehirnzellen die so genannte Großhirnrinde, eine ca. 2 bis 5 mm dicke Schicht von Nervenzellen. Aber auch in tieferen Hirnschichten finden sich, umgeben von weißer Substanz (also von Nervenbahnen), Ansammlungen von Nervenzellen; sie werden »Kerne« genannt (z.B. im Thalamus und Hypothalamus des Zwischenhirns – siehe Abbildung).

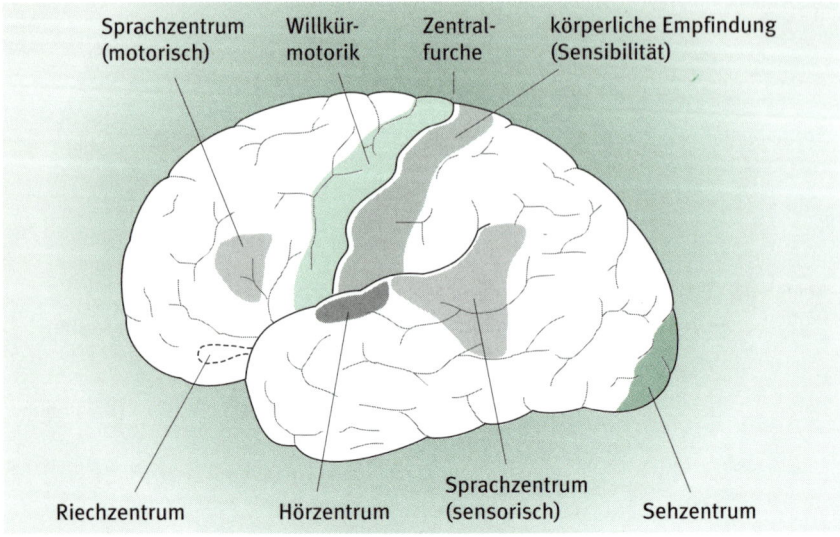

Die wichtigsten Funktionsbereiche des menschlichen Gehirns.

Die meisten epileptischen Anfälle entstehen in der Großhirnrinde; aber auch die so genannten Kerne (siehe oben) können Ausgangspunkt eines epileptischen Geschehens sein. In der weißen Substanz, in den Nervenfasern, können keine epileptischen Anfälle entstehen, wohl aber fortgeleitet werden. Je nach dem, von welcher Stelle ein epileptisches Geschehen seinen Ausgang nimmt, kann sein Erscheinungsbild sehr unterschiedlich sein. Ein Anfall, der beispielsweise von einer Störung im Hinterhauptslappen hervorgerufen wird, geht möglicherweise mit Sehstörungen einher (z.B. Lichtblitze), einer, der seinen Ausgang in bestimmten Bereichen des Stirnhirns nimmt, mit Bewegungsstörungen (z.B. rhythmische Zuckungen). Ein Anfall, der im Schläfenlappen entsteht, könnte Hörstörungen bewirken (z.B. Stimmen hören oder Wahrnehmung der akustischen Umgebung in veränderter Lautstärke); ein Anfallgeschehen, das im Scheitellappen erzeugt wird, kann sich dagegen in Empfindungsstörungen der Haut äußern (z.B. Kribbeln oder taubes Gefühl).

Das Gehirn antwortet auf einen Reiz

Epileptische Anfälle gehen immer vom Gehirn aus; sie sind das Ergebnis einer Störung der elektro-chemischen Vorgänge in den Nervenzellen des Gehirns (siehe unten). Eine solche Funktionsstörung ist die episodische, d.h. zeitlich eng begrenzte Reaktion, die nur Sekunden oder wenige Minuten dauernde Antwort der Nervenzellen auf einen schädigenden, störenden oder zumindest irritierenden Reiz, der auf das Gehirn einwirkt. Dieser Reiz kann sehr unterschiedlich sein, zum Beispiel entzündlich, mechanisch, stoffwechselbedingt (zu den Epilepsie-Ursachen siehe Seite 73 ff.). Der epileptische Anfall als Reaktion des Gehirns ist »unspezi-

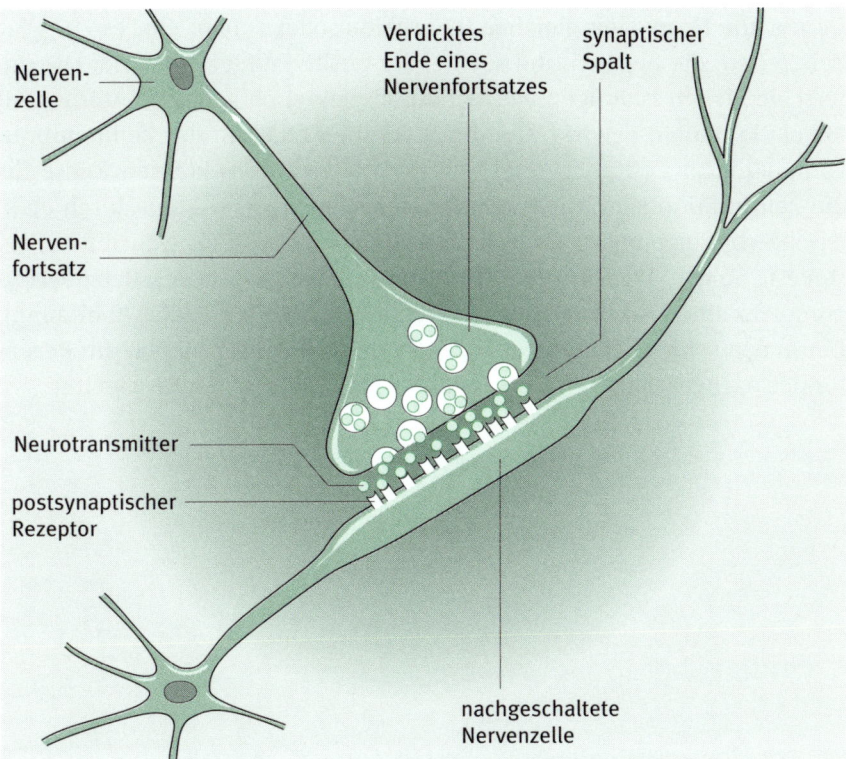

Verbindungsstelle zwischen zwei Neuronen: Synapse.

fisch«, d.h., wir können dem Anfall nicht ansehen, welche Ursache oder Auslösung ihm zu Grunde liegt.

Wie können wir uns den Ablauf eines epileptischen Anfalls im Gehirn vorstellen? Die graue Substanz des Gehirns besteht im Wesentlichen aus Milliarden von Nervenzellen, deren Fortsätze die Nervenbahnen, die weiße Substanz des zentralen Nervensystems bilden (siehe dazu »Der Aufbau des menschlichen Gehirns«). Die Funktion eines Neurons – das ist die Nervenzelle mit ihren Fortsätzen – beruht auf elektro-chemischen Vorgängen: Eine Nervenzelle ist an ihrer Außenwand (Zellmembran) elektrisch geladen – die tätige Zelle ist dabei nach außen hin negativ, eine ruhende Zelle dagegen positiv geladen. Je nachdem, ob eine Zelle »arbeitet« oder »nichts tut«, ist ihre elektrische Ladung also unterschiedlich. Da nie alle Hirnzellen gleichzeitig arbeiten oder ruhen, gibt es zu jeder Zeit Zellen, die negativ, und solche, die positiv aufgeladen sind. Die unterschiedlichen Ladungen werden durch elektrisch geladene Atome und Moleküle (Ionen) bewirkt, die durch kleine Kanäle in der Zellmembran von außen ins Zellinnere und umgekehrt »wandern« können. Diese für die Zellfunktion sehr wichtigen Ionen-Bewegungen werden durch elektrische Vorgänge und chemische Überträgerstoffe (Neurotransmitter) gesteuert. Solche Transmitter-Substanzen sind auch an der Reizübertragung von einer Nervenzelle auf eine andere beteiligt (siehe Abbildung): Der in den synaptischen Spalt abgegebene Transmitter »dockt« am Rezeptor der nachgeschalteten Nervenzelle an und gibt so den Reiz weiter.

»Gewitter im Gehirn«

Bei einem epileptischen Anfall werden nun plötzlich ungewöhnlich viele Zellen gleichzeitig erregt; sie laden sich also außen negativ auf. Dies kann im Bereich der gesamten Hirnrinde geschehen oder nur in einer bestimmten Hirnregion. Je nachdem, wie viele Nervenzellen gleichzeitig erregt werden und an welcher Stelle des Gehirns diese Erregung stattfindet, kann ein epileptischer Anfall sehr unterschiedlich aussehen (siehe ab Seite 27). Da er mit einem Übermaß an elektrischer Erregung einhergeht, sprechen wir umgangssprachlich vom epileptischen Anfall auch als »Gewitter im Gehirn« oder vom »Durchbrennen einer Sicherung im Gehirn«.

Das Elektroencephalogramm (EEG)

Sowohl die »normalen«, gesunden elektrischen Vorgänge in der Hirnrinde als auch die »unnormalen«, krankhaften Erregungsabläufe können durch ein Elektroencephalogramm (EEG, Hirnstromkurve) aufgezeichnet werden. Bei dieser absolut harmlosen und schmerzlosen Untersuchung werden mithilfe von Gummibändern oder Mützen kleine Metallkontakte (Elektroden) auf der Haut des Schädeldachs befestigt. (Eine Entfernung der Haare an dieser Stelle ist dabei nicht erforderlich.) Mit den Elektroden empfängt man die normalen und krankhaft veränderten elektrischen Ströme des Gehirns, die dann vom EEG-Apparat verstärkt und in Form einer komplizierten Kurve registriert werden, der so genannten Hirnstromkurve. Diese Kurve kann sofort auf Papier aufgezeichnet oder mit der elektronischen Datenverarbeitung im Computer gespeichert werden. (Weitere Einzelheiten über die EEG-Ableitung siehe Seite 65 f.)

Das EEG ist heute die wichtigste technische Methode zur Diagnose einer Epilepsie. Mit seiner Hilfe lässt sich meist auch der Entstehungsort der Epilepsie im Gehirn feststellen. Schließlich zeigt das EEG bei der Behandlung an, ob und wie rasch die abnorme Reizbarkeit der Nervenzellen (sichtbar an den »Krampfströmen« im EEG) nachlässt. Bisweilen lassen sich die gewünschten Informationen nur während des Schlafs erkennen; man spricht dann von einem Schlaf-EEG; dieses wird am einfachsten nach Schlafentzug durchgeführt. Über Intelligenz und Charakter sagt das EEG nichts aus.

Wie sehen epileptische Anfälle aus?

Wir haben schon gehört, dass epileptische Anfälle sich in sehr unterschiedlichen Formen zeigen können: Sie können dramatisch aussehen, mit Sturz, »Verkrampfung« und Zuckungen, was Beobachter in Angst und Schrecken versetzen kann; sie können aber auch so diskret und mild ablaufen, dass Unerfahrene das Geschehen übersehen oder als ein ganz normales, nicht krankheitsbedingtes Ereignis missdeuten.

Vor dem Hintergrund dieser sehr unterschiedlichen Erscheinungsformen hat man früher zwischen »großen« und »kleinen« Anfällen unterschieden. Diese ungenaue Einteilung (Klassifikation) wird heute nicht mehr verwandt; heute unterscheiden wir zwischen »generalisierten« und »fokalen« Anfällen.

Was sind generalisierte und fokale Anfälle?

Von einem generalisierten Anfall sprechen wir, wenn das Anfallgeschehen von Anfang an beide Körperhälften gleichzeitig betrifft bzw. – vom Ursprungsort Gehirn her gesehen – wenn beide Gehirnhälften gleichzeitig vom epileptischen Geschehen ergriffen werden. Dabei ist es nicht erforderlich, dass der gesamte Körper vom Anfall betroffen ist – wichtig ist in erster Linie die Gleichseitigkeit von Beginn des Anfalls an. Die Gleichseitigkeit lässt sich zum einen am klinischen Erscheinungsbild erkennen (zum Beispiel gleichzeitiger Beginn von Zuckungen auf der rechten und linken Körperseite), zum anderen am EEG (zum Beispiel gleichzeitiges Auftreten von so genannten Krampfströmen über beiden Gehirnhälften).

Im Gegensatz hierzu sprechen wir von herdförmigen oder fokalen Anfällen (Focus = lateinisch: Herd), wenn zu Beginn des Anfalls nur eine Körperseite bzw. nur ein bestimmter Körperteil einseitig vom Anfall erfasst ist bzw. wenn das Erscheinungsbild des klinischen Anfalls und/oder der EEG-Befund darauf hinweist, dass das Anfallgeschehen im Gehirn einen bestimmten (fokalen) Ausgangspunkt in einer der beiden Gehirnhälften hat.

Die Einteilung in generalisierte und fokale Anfälle wird auch dadurch nicht aufgehoben, dass im Verlauf eines einzelnen Anfalls ein zunächst fokaler Anfall zu einem generalisierten Anfall werden kann, zum Beispiel: Beginn des Anfalls mit Zuckungen in einer Hand (fokaler Anfall), die sich dann in kurzer Zeit auf den gesamten Körper ausbreiten (generalisierter Anfall). Der Arzt spricht in diesem Zusammenhang auch von einer »sekundären Generalisierung« bei einem »primär fokalen« Anfall. Wichtig für die Einteilung und Zuordnung »generalisiert« oder »fokal« ist lediglich der Beginn des Anfallgeschehens. Allerdings lässt sich mitunter nur durch die Hirnstromkurve (EEG) entscheiden, ob ein Anfall zu Beginn fokal oder generalisiert abläuft.

Das klinische Erscheinungsbild der Anfälle

Im Grunde kann jede Funktion, zu der ein gesundes Gehirn in der Lage ist, im Rahmen eines epileptischen Anfalls auch als pathologisches (krankhaftes) Ereignis ablaufen. So können verschiedene Funktionsbereiche des Gehirns von Anfällen betroffen sein – insbesondere der motorische, sensible, sensorische, psychische oder vegetative Bereich.

Motorische Anfälle

Motorische Anfälle betreffen den Bewegungsapparat des oder der Anfallkranken, es kommt also zu Bewegungsabläufen, die von Außenstehenden meist gut wahrgenommen werden können:

- Tonischer Anfall: Es kommt zu einer unwillkürlichen Versteifung, zu einer Anspannung der Muskulatur – der Muskeltonus (die Muskelspannung) erhöht sich. Dies kann einseitig einen bestimmten Körperteil, zum Beispiel den linken Arm, betreffen (fokaler Anfall) oder sich von Beginn an auf beide Körperseiten, zum Beispiel beide Beine oder den gesamten Körper, beziehen (generalisierter Anfall).

- Atonischer Anfall: Es kommt zu einer plötzlichen Erschlaffung der Muskulatur – auch hierbei ist generalisierter oder fokaler Befall möglich.
- Myoklonien und Kloni: Gelegentlich äußert sich das epileptische Geschehen in generalisierten oder fokalen Zuckungen. Solche plötzlichen und kurz dauernden Muskelkontraktionen können isoliert (einzeln) oder unregelmäßig hintereinander in größerer Zahl auftreten (Myoklonien), sie können aber auch in regelmäßiger, rhythmischer Folge ablaufen (Kloni).

Sensible (somato-sensorische) Anfälle

Epileptische Anfälle können das Wahrnehmungssystem betreffen. Solche Anfälle sind von außen nicht wahrzunehmen, wir sind hier auf die Schilderung der Anfallkranken angewiesen. Sie beschreiben ihre Anfälle zum Beispiel als ein taubes Gefühl, als ein Kribbeln, als ein »Ameisenlaufen«, als »Brennen«, als Schweregefühl. Auch solche sensiblen Anfälle können generalisiert oder – was häufiger geschieht – fokal auftreten.

Sensorische (spezifisch-sensorische) Anfälle

Wenn Anfälle in unserem Wahrnehmungssystem die Funktionen unserer spezifischen Sinnesorgane betreffen (Sehen, Hören, Riechen, Schmecken), so sprechen wir von sensorischen Anfällen. Auch diese können von außen nicht wahrgenommen werden; sie werden von Patientinnen und Patienten zum Beispiel folgendermaßen geschildert: »Ich war plötzlich für eine halbe Minute blind; ich konnte die Gegenstände rechts von mir nicht mehr wahrnehmen; ich habe komische Geräusche gehört – wie Wasserplätschern; es hat plötzlich nach Zwiebeln gerochen; in meinem Mund war plötzlich ein ganz metallischer Geschmack!«

Sensorische Anfälle sind überwiegend fokal, d.h., sie gehen von bestimmten Bereichen einer Gehirnhälfte aus – und zwar von der Region, in der die entsprechende Sinnesfunktion lokalisiert ist (zum Beispiel vom Sehzentrum im Hinterhauptslappen, vom Hörzentrum im Schläfenlappen oder vom Riechzentrum im Stirnlappen des Gehirns).

Vegetative Anfälle

Vegetative Anfälle stehen im Zusammenhang mit dem vegetativen (unwillkürlichen, autonomen) Nervensystem – also mit vom Gehirn gesteuerten nervösen Vorgängen, die meist ohne unser Wissen, ohne Willen und ohne die Möglichkeit der Beeinflussung einhergehen. Solche unwillkürlichen vegetativen Vorgänge sind zum Beispiel Herztätigkeit, Verdauung, Schweißabsonderung, Durchblutung. So können sich vegetative Anfälle beispielsweise äußern in einer Rötung der Haut, in Schwitzen, in »Rumpeln im Bauch« (Darmtätigkeit), in Einnässen (seltener: Einkoten), in Speichelabsonderung, in einer Blauverfärbung des Gesichtes oder der Lippen.

Psychische Anfälle

Epileptische Anfälle können auch den psychischen (geistig-seelischen) Bereich eines Menschen betreffen; damit sind hier cerebrale (d.h. vom Gehirn ausgehende) Funktionen wie Bewusstsein, Wahrnehmung, Orientierung, Gedächtnis/Erinnerung oder Emotionen (»Stimmungen«) gemeint. Epileptische Anfälle können z.B. bei voll erhaltenem Bewusstsein ablaufen, aber auch zu einer Änderung der Bewusstseinslage führen – von der leichten Bewusstseinstrübung bis zur tiefen Bewusstlosigkeit. Während eines epileptischen Anfalls kann auch die Wahrnehmung gestört sein – zum Beispiel in der Art, dass der Anfallkranke für kurze Zeit seine Umgebung als vergrößert, verkleinert oder verzerrt wahrnimmt. Andere psychische Anfälle können sich als zeitlich befristete Stimmungsänderung äußern, wie plötzliche Angst oder ein unerklärliches »Glücksgefühl«.

Kombinierte Anfälle

Sehr häufig kombinieren sich beim epileptischen Anfall zwei oder mehrere der oben aufgeführten Symptome – zum Beispiel motorische mit sensiblen, sensorische mit vegetativen oder motorische mit vegetativen und psychischen Erscheinungen.

Besonders häufig tritt die Bewusstseinseinschränkung als zusätzliches Symptom bei den unterschiedlichen epileptischen Anfällen auf. Gerade generalisierte Anfälle gehen häufig mit einer Bewusstseinsstörung bzw. Bewusstlosigkeit einher, insbesondere dann, wenn der gesamte Körper vom Anfallgeschehen betroffen ist. Bei fokalen Anfällen ist das Bewusstsein häufig erhalten – insbesondere zu Beginn des Anfalls; man spricht dann von elementar-fokalen Anfällen (fokale Anfälle mit erhaltenem Bewusstsein). Ist ein fokaler Anfall von einer Bewusstseinseinschränkung begleitet, so nennt man ihn komplex-fokal (oder partial-komplex).

Besondere (spezielle) Anfallformen

In der Praxis hat sich bewährt, bestimmte epileptische Anfälle, für die eine Kombination verschiedener Anfallsymptome besonders kennzeichnend ist, zu »speziellen Anfallbildern« zusammenzufassen.

Fallbeispiele

Sebastian, BNS-Epilepsie; Annette, Absencen bei Pyknolepsie

Im Wartezimmer von Dr. Braun, einem Kinderarzt, der sich auf kindliche Epilepsien spezialisiert hat, kommen Frau Schulz und Frau Wagner miteinander ins Gespräch.

»Bei Sebastian hat es vor acht Wochen angefangen«, erzählt Frau Schulz und bewegt den Kinderwagen, der neben ihr steht, sanft hin und her. »Exakt am Tag, nachdem er ein halbes Jahr alt geworden ist. Zuerst dachte ich, er habe sich erschreckt, als mein Mann die Wohnzimmertür ins Schloss hat fallen lassen; Sebastian hat nur eine ganz kurze ruckartige Bewegung gemacht – es war schon wieder vorbei, bevor ich richtig hinschauen konnte. Und am nächsten Tag ist es gleich dreimal passiert, kurz hintereinander, und ohne dass irgendein lautes Geräusch vorausgegangen ist. Und das dritte Mal habe ich ganz genau beobachten können, weil ich das Kerlchen ja nicht mehr aus den Augen gelassen habe – da hat Sebastian richtig die Arme über der Brust zusammengeschlagen und dabei das Köpfchen etwas hochgenommen, so als wollte er zu seinen Füßen schauen, und dann hat er ganz furchtbar geweint! Mein Hausarzt hat mich schon zwei Tage später mit Sebastian in die Kinderklinik eingewiesen, und jetzt muss er Tabletten nehmen – Sebastian meine ich natürlich, nicht den Hausarzt! Gott sei Dank ist es jetzt schon besser, aber ganz weg sind die Rucker immer noch nicht!«

»Bei Annette war das ganz anders«, erzählt Frau Wagner und weist mit dem Kopf auf ein etwa achtjähriges Mädchen, das am Tisch eifrig mit einem Puzzle beschäftigt ist. »Erst dachte ich, sie will halt nicht hören, als ich etwas gesagt habe und sie überhaupt nicht reagiert hat. Ich bin dann richtig ärgerlich geworden, als sich das dann immer häufiger wiederholt hat. Und einmal habe ich ihr sogar das Fernsehen verboten, weil sie immer wieder vor sich hin geträumt und einfach nicht gehört hat.

Ja, und dann hat Frau Petzold – das ist die Lehrerin von Annette –, ja, die hat gesagt, mit Annette stimmt etwas nicht, sie glaubt, dass sie kleine epileptische Anfälle hat. Da war ich erst ganz wütend, dass die so was sagt – aber dann bin ich doch zur Kinderärztin gegangen, und die hat mich gleich hierher zu Dr. Braun geschickt. Und der hat nach der EEG-Untersuchung gesagt, dass die Frau Petzold eine ganz famose Lehrerin sei, die gut auf ihre Schülerinnen achtet – ihre Diagnose sei genau richtig gewesen, die Annette hat nämlich Absencen. Und dann hat er ihr ein Medikament verordnet, und seit Annette diese gelben Dinger nimmt, sind solche Träumereien nicht mehr aufgetreten. Nun ja, und bei Frau Petzold habe ich mich entschuldigt – mit einem kleinen Blumenstrauß.«

(Den weiteren Verlauf der BNS-Anfälle bei Sebastian und der Absencen bei Annette siehe Seite 89 f. und 90 f.)

Grand-mal-Anfälle

Hierbei stürzt das Kind in den meisten Fällen ohne vorherige Anzeichen plötzlich bewusstlos zu Boden, oft mit einem Schrei oder einem Stöhnen. Es verdreht die Augen, wird am ganzen Körper steif (tonische Phase) und bekommt schließlich Zuckungen an Armen, Beinen und im Gesicht (klonische Phase). Der ärztliche Fachausdruck für diesen Anfalltyp ist »tonisch-klonischer Grand-mal« (Grand mal = französisch: großes Übel). Bei diesem sehr bedrohlich aussehenden Anfall tritt (eventuell schaumiger) Speichel vor den Mund, es kommt zu Atemnot und blau-roter Verfärbung der Lippen und der Hände.

Im Allgemeinen lassen die heftigen Erscheinungen nach 1 bis 3 Minuten nach. Dann ist das Kind erschöpft und kommt nur sehr langsam wieder zu sich. Nicht selten kommt es bei solch einem Krampf zu Urin- und Stuhlabgang. Durch die Verkrampfung der Kiefermuskulatur (»Kieferkrampf«) kann sich das Kind zu Beginn des Anfalls mit Bissen an der Zunge oder den Wangen verletzen. (Siehe auch die Schilderungen der Anfälle bei Rainer, Seite 33 f., und bei Jürgen, Seite 51 ff.)

Wenn Ihre Tochter oder Ihr Sohn solche großen Anfälle aus dem Schlaf heraus hat, können Sie möglicherweise darauf aufmerksam werden, dass das Bett stark rüttelt oder Ihr Kind gurgelnde Laute von sich gibt. Auch Klagen Ihres Kindes über morgendliche Abgeschlagenheit oder Kopfschmerzen, große Speichelflecken (evtl. mit Blut versetzt) auf dem Kopfkissen oder Spuren von Einnässen bei Ihrem sonst bettreinen Kind können für Sie ein Hinweis auf einen im Schlaf aufgetretenen Anfall sein.

Mitunter dauern Grand-mal-Anfälle kürzer als 1 Minute. Gelegentlich betreffen sie auch nur eine Körperseite (Halbseitenanfälle); das Bewusstsein kann bei diesen einseitigen Anfällen erhalten oder mehr oder weniger eingeengt sein. Manche Kinder sind schon Tage oder Stunden vor einem großen Anfall reizbar, verstimmt oder quengelig. Erfahrene Eltern können aufgrund dieser Vorzeichen recht zuverlässig das Auftreten eines Anfalls bei ihrem Kind voraussagen. Bei anderen Kindern kündigt sich gelegentlich ein großer Anfall einige Sekunden vorher mit Leibschmerzen,

Übelkeit, unbestimmten Gehör- oder Seheindrücken oder mit einem Angstgefühl an. Solche kurzfristigen »Vorboten«, die ältere Kinder recht gut beschreiben können und die wir schon als eine bestimmte Form von fokalen Anfällen kennen gelernt haben (siehe Seite 28 f.), nennen wir »Aura«.

BNS-Anfälle

Fast ausschließlich im Säuglingsalter kommt es zu »kleinen« Anfällen, die sich als ein blitzartiges Zusammenzucken (Myoklonie) äußern, das sich innerhalb weniger Minuten mehrere Male wiederholen kann (Blitz-Krämpfe). Manchmal krümmen sich die Kleinen für 1 bis 3 Sekunden in einer Art zusammen, die uns an den orientalischen Gruß erinnern könn-te (tonischer Anfall, Salaam-Krampf). Anfälle dieser Art werden von den Eltern oder Betreuungspersonen mitunter als Schreckhaftigkeit oder ko-likartige Bauchschmerzen fehlgedeutet. Teilweise beschränkt sich bei diesen Kindern der Anfall auf eine kurze Nickbewegung (Myoklonie der Nacken- und Halsmuskulatur). Da alle drei geschilderten Anfallformen bei demselben Kind nebeneinander vorkommen können, spricht man im Fachjargon von Blitz-Nick-Salaam-(BNS-)Anfällen (siehe die Schilderung von Sebastians Mutter, Seite 30 f.).

Absencen

Das französische Wort »Absence« bedeutet »Bewusstseinstrübung«. Im Zu-sammenhang mit epileptischen Anfällen ist damit eine wenige Sekunden bis etwa ein halbe Minute dauernde Einschränkung des Bewusstseins ge-meint. Wenn Sie Ihr Kind bei einem solchen Anfall beobachten, nehmen Sie in der Regel einen starren oder verträumten Blick, erschlaffte Ge-sichtszüge (ohne Mimik) und eine fehlende oder mangelnde Ansprech-barkeit wahr (siehe die Schilderung von Annettes Mutter, Seite 31).

Ein solcher Anfall kann ohne weitere Symptome ablaufen (blande Absen-ce) oder auch Begleiterscheinungen haben – zum Beispiel eine Blick-und/oder Kopfwendung nach oben (»Hans-Guck-in-die-Luft-Anfall«), Blin-zelbewegungen der Augenlider (Blinzelabsence), eine Versteifung der Muskulatur, besonders im Oberkörper (tonische Absence) oder eine Dreh-bewegung des Körpers (rotatorische Absence). Wenn es bei Ihrem Kind während des Spielens zu einer Absence kommt, wird es in aller Regel plötzlich das Spiel unterbrechen und nach dem Anfall automatisch – meist verlangsamt – fortsetzen, oder es beginnt unbewusst andere – unwillkürliche, automatische – Bewegungen (zum Beispiel Schlecken, Nesteln, Herumlaufen). Bei bestimmten Epilepsieformen, die weiter unten beschrieben werden, können die Absencen in einer begrenzten Zeit sehr häufig auftreten (zum Beispiel 20, 50 oder 100-mal am Tag).

Partial-komplexe (psychomotorische) Anfälle

Dies sind fokale Anfälle (siehe Seite 26 f.). Sie werden daher auch komplex-fokale Anfälle genannt, bei denen ebenfalls – wie bei den Absencen – das Bewusstsein des Kindes eingeschränkt, aber nicht völlig erloschen ist. Die Bewusstseinsstörung dauert aber in der Regel länger (30, 60, 90 Sekunden und mehr) und ist meist von zusätzlichen Symptomen begleitet:

- motorisch: starke Muskelanspannung oder -erschlaffung, unwillkürliche Bewegungen mit Händen, Armen, Füßen oder der Gesichtsmuskulatur – bis hin zu szenischen Abläufen wie An- und Ausziehen, Möbelverrücken, Weglaufen, sich verkriechen;
- vegetativ: Blässe, Erröten, Blauverfärbung des Gesichts oder der Lippen, Speichelfluss, Erbrechen, Einnässen;
- sprachlich: Laut- und Wortwiederholungen, unzusammenhängendes wirres Reden, unverständliche Wort- und Satzgebilde.

Beginn und Ende dieser Anfälle sind oft unscharf. In manchen Fällen können die Kinder während des Anfalls auf Ansprache oder Zuruf noch (verzögert) reagieren. Etwa zwei Drittel der Patienten haben vor diesen Anfällen einen bewusst erlebten (elementar-fokalen) Anfall mit Störungen der Sinneswahrnehmung, des vegetativen Nervensystems oder mit psychischen Erscheinungen (Aura, siehe Seite 33). Partial-komplexe Anfälle können auch aus dem Schlaf heraus auftreten, wobei das Kind bisweilen durch einen bewusst erlebten Anfallbeginn (Aura) erwacht. (Siehe auch die Beschreibung von Matthias über einen Anfall bei seinem Bruder Peter, Seite 48 f.)

»Generalisierte Anfälle« – »Fokale Anfälle«

Von den bisher beschriebenen sind als »generalisierte Anfälle« zu bezeichnen: Grand-mal-Anfälle, Absencen und BNS-Anfälle

»Fokale Anfälle« sind dagegen: Halbseitenanfälle; Grand-mal-Anfälle mit vorausgehender Aura; einseitige Zuckungen, Versteifungen oder Gefühlsstörungen; partial-komplexe (komplex-fokale, psychomotorische) Anfälle.

Halbseitenanfälle und einseitige umschriebene motorische oder sensible Anfälle weisen immer auf die gegenüberliegende Hirnhälfte als Ausgangspunkt des epileptischen Geschehens hin (da alle Nervenbahnen, die vom Gehirn ausgehen und zu anderen Körperregionen ziehen, in ihrem Verlauf die Mittellinie überkreuzen).

Epileptische Serie, epileptischer Status

Alle epileptischen Anfälle können sich unter besonderen Bedingungen in kurzen Zeitabständen (Minuten bis Stunden) wiederholen; erlangt das Kind zwischen den einzelnen Anfällen immer wieder das Bewusstsein, so sprechen wir von einer Anfallserie. Dauert ein Einzelanfall länger als 15 Minuten oder erlangt das Kind zwischen mehreren Anfällen nicht das Bewusstsein, so nennen wir das einen epileptischen Status (»epileptischer Zustand«).

Bei großen Anfällen (Grand-mal-Anfälle) ist ein solcher Status oder Zustand stets lebensbedrohlich und erfordert rasche ärztliche Hilfe mit anschließender Einweisung in eine Klinik. Bei kleinen Anfälle ist ein Status zwar nicht lebensgefährlich, wird aber dafür nicht selten verkannt. Reiht sich zum Beispiel eine Absence an die andere, wirkt das Kind benommen und müde. Es spricht kaum und bewegt sich marionettenhaft. Solche Zustände kleiner Anfälle können unbehandelt stunden-, tage-, ja wochenlang anhalten.

Welche Formen der Epilepsie gibt es?

Von Epilepsie sprechen wir dann, wenn sich bei einem Kind immer wieder epileptische Anfälle einstellen, ohne dass wir für den einzelnen Anfall einen unmittelbaren Auslöser erkennen. Eine Epilepsie ist also eine Krankheit, für die das Auftreten epileptischer Anfälle kennzeichnend ist: »Anfallkrankheit«. Da es aber sehr unterschiedliche Formen von Anfallkrankheiten gibt, spricht man nicht von *einer* Epilepsie sondern von *den* Epilepsien.

Um eine Epilepsie aber richtig einzuordnen und ihr im Spektrum der unterschiedlichen Epilepsien den passenden Platz zuzuweisen, müssen wir neben dem Erscheinungsbild der Anfälle weitere Merkmale des Anfallgeschehens und des Krankheitsverlaufes berücksichtigen:

- Wann haben die Anfälle angefangen: unmittelbar nach der Geburt? im Schulalter? erst im Erwachsenenalter?
- Zu welcher Tageszeit treten die Anfälle auf: regellos über den Tag verteilt? nur in der Aufwachsituation? aus dem Schlaf?
- Wie ist die Häufigkeit und der Verlauf der Anfälle: täglich? in mehrtägigen, mehrwöchigen oder größeren Intervallen? innerhalb von Wochen, Monaten oder Jahren zunehmend oder abnehmend? (wie) ändert sich das Anfallbild?
- Welches ist die Ursache der Krankheit: in erster Linie Veranlagung? ein Geburtsschaden? die Folge einer Entzündung oder eines Unfalls?
- Welche weiteren Symptome gibt es neben den Anfällen: körperliche, psychische, sprachliche Auffälligkeiten?
- Wie ist der EEG-Befund und das Ergebnis weiterer apparativer Untersuchungen (zum Beispiel Kernspin-Tomographie)?

All diese einzelnen Punkte ergeben – wie bei einem Mosaik – das Charakteristische, die »Verlaufsgestalt« einer bestimmten Epilepsieform.

Wie bei der Einteilung (Klassifikation) der epileptischen Anfälle unterscheiden wir auch bei den Epilepsien generalisierte und fokale Formen. Von generalisierter Epilepsie sprechen wir dann, wenn die Epilepsie durch generalisierte Anfälle gekennzeichnet ist (also durch Anfälle, die gleichzeitig in beiden Hirnhälften beginnen) – im Gegensatz zu den fokalen Epilepsien, die eben durch fokale Anfälle bestimmt sind (also durch Anfälle, die einseitg an einer umschriebenen Stelle im Gehirn beginnen).

Im Folgenden soll es um einige Epilepsien gehen, die im Kindes- und Jugendalter eine besondere Rolle spielen.

Generalisierte Epilepsien

Epilepsien mit generalisierten Anfällen können in jedem Lebensalter auftreten; sie sind jedoch im Kindes- und Jugendalter häufiger als im Erwachsenenalter, denn bei ihrer Verursachung spielt eine von Beginn an bestehende Veranlagung eine besonders wichtige Rolle. (Epilepsien im Erwachsenenalter beruhen dagegen in erster Linie auf Hirnstörungen, die im Verlauf des Lebens erworben wurden; sie äußern sich überwiegend in fokalen Formen.)

Pyknolepsie

Die Pyknolepsie ist die häufigste generalisierte Epilepsie im Kindesalter – sie wird auch »Absencen-Epilepsie des Kindesalters« oder »Epilepsie mit pyknoleptischen Absencen« genannt (pyknoleptisch: gehäuft, in dichter Folge auftretend). Meist beginnt diese Epilepsie mit mild verlaufenden Absencen – also nur Sekunden dauernden Anfällen mit fehlender Ansprechbarkeit –, die von Angehörigen oder Lehrerinnen und Lehrern in ihrer wahren Bedeutung oft nicht erkannt werden (siehe die Schilderung von Annettes Mutter, Seite 31). Nach wenigen Wochen treten die Anfälle jedoch so häufig auf oder nehmen die Form ausgestalteter Absencen an, dass ihr krankhafter Charakter offensichtlich wird. Es kann schließlich zu mehreren hundert Absencen am Tag kommen, besonders in den Morgenstunden. Bei etwa einem Drittel der Patientinnen und Patienten mit pyknoleptischen Absencen kommen »große« Anfälle zu den »kleinen« hinzu; typischerweise handelt es sich dabei um »Aufwach-Grand-mal-Anfälle« (siehe Seite 41 ff.).

Die Pyknolepsie beginnt meist im frühen Schulalter, zwischen dem 5. und 10. Lebensjahr; es ist die einzige Epilepsieform, von der Mädchen häufiger als Jungen betroffen sind.

Nach der Pubertät haben die Absencen auch ohne Therapie die Tendenz, seltener zu werden. Spontane Ausheilungen kommen vor. Bei Verdacht auf Pyknolepsie kann die Diagnose in der Regel rasch gesichtert werden: Das EEG zeigt hier einen sehr charakteristischen Befund – in erster Linie während der einzelnen Absencen, häufig aber auch unabhängig von ihnen, also im anfallfreien Intervall. Hinzu kommt, dass während der EEG-Ableitung durch Hyperventilation, d.h. durch mehrminütiges kräftiges Atmen (»Schnaufen«), eine Absence hervorgerufen werden kann, so dass die Diagnose endgültig gesichert ist.

Weitere Krankheitszeichen gibt es bei den Kindern mit Pyknolepsie in aller Regel nicht – d.h. sie unterscheiden sich motorisch, psychisch oder sprachlich nicht von ihren Altersgenossen. Die wesentliche Ursache dieser Epilepsie liegt in einer genetisch bedingten Veranlagung, und die Behandlungsmöglichkeiten sind in aller Regel sehr gut (siehe die Anfallbeschreibung bei Annette, Seite 31, die Therapie dieser Epilepsieform, Seite 82 f., und den weiteren Krankheitsverlauf, Seite 96).

Fallbeispiel

Rainer, Aufwach-Grand-mal-Epilepsie

Der sechzehnjährige Rainer hatte sich so auf die Klassenfahrt nach München anlässlich des Realschulabschlusses gefreut! Und jetzt das! Seit 5 Stunden liegt er nun hier im Münchner Krankenhaus und weiß eigentlich gar nicht, wie er hierher gekommen ist.

An seinem Bett sitzt sein Freund und Klassenkamerad Markus.

»Mensch, Markus«, fragt Rainer, »was ist heute Morgen denn eigentlich passiert?«

Rainer merkt, dass ihm das Sprechen schwer fällt; irgendwie hat er Probleme mit der Zunge – sie tut weh und liegt wie ein Stein in seinem Mund. Dunkel erinnert er sich an den gestrigen Abend. An diesem ersten Tag in München hatte Herr Schöngart, der Klassenlehrer, den Schülern Ausgang bis 22 Uhr gestattet. Na ja, und irgendwie waren sie dann ins Hofbräuhaus geraten, und Rainer, der bisher kaum einmal an einem Glas mit Alkohol genippt hatte (höchstens mal am Geburtstag oder Sylvester ein Gläschen Sekt!), hatte sich »eine Maß« genehmigt. So gut hatte sie ihm aber gar nicht geschmeckt, und er hatte nicht einmal alles getrunken.

Die Schüler waren dann pünktlich zu ihrer Unterkunft zurückgekommen, aber ans Schlafen war ja nicht zu denken – jemand hatte Skat-Karten dabei, ein anderer ein neues Gameboy-Spiel! Es war kurz nach 4 Uhr, als Rainer als einer der Letzten ins Bett ging. Und um halb acht war bereits Frühstück – immerhin wollte man ja was in Bayerns Hauptstadt sehen und erleben.

Und dann erlebte Rainer bereits etwas am Frühstückstisch!

Markus atmet tief durch. »Eine ganze Menge ist heute Morgen passiert, Rainer! Du kamst schon irgendwie komisch in den Frühstücksraum rein, irgendwie nervös – so, als sei die Maß im Hofbräuhaus doch zu viel für dich gewesen! Dann hast du dich neben mich gesetzt und mit dem Messer an deinem Brötchen herumgesäbelt – ich hab schon gefürchtet, dass der Daumen dran glauben muss, so unsicher und ungeschickt hast du dich angestellt. Und dann ist es passiert!«

»Jetzt red doch schon«, sagt Rainer, als Markus eine kleine Pause einlegt, »was ist denn passiert?«

»Je nun, plötzlich hast du einen Schrei losgelassen ...«

»Ich soll geschrien haben?«, fragt Rainer ungläubig, »ich hab doch nicht geschrien – das müsste ich ja selbst gehört haben!«

»Du hast gebrüllt wie ein Löwe!«

»Quatsch!«, unterbricht Rainer, »wie ein Löwe! Hast du überhaupt schon mal einen Löwen brüllen hören?«

»Nein, das hab ich nicht«, gibt Markus zu, »aber so stelle ich mir eben ein Löwengebrüll vor!«

»Und dann? Wie ging's dann weiter?«

»Dann hast du plötzlich beide Arme hochgerissen, und dabei hast du mit der einen Hand das Brötchen durch die Gegend geschmissen – da, an meinem Oberarm hat's mich getroffen! Und mit der anderen Hand hast du das Messer weggeschleudert – du, das ist haarscharf am Hals vom Schöngart vorbeigezischt. Der hätte glatt hin sein können! Das wär schön blöd gewesen, denn dann hätten wir sicher gleich nach Hause abdampfen müssen!« Markus lacht, wird aber gleich wieder ernst. »Ja, und dann hast du ganz schrecklich ausgesehen und ganz komische Sachen gemacht!«

»Schrecklich ausgesehen? Komische Sachen gemacht? Was hab ich denn gemacht?«

»Du bist plötzlich ganz steif geworden, wie ein Brett, dein Gesicht war ganz verzerrt, ich glaub, du hast sogar mit den Zähnen geknirscht! Dann hast du den Kopf in den Nacken gelegt, die Fäuste geballt, als wolltest du jemand verprügeln – schau, so hat das ungefähr ausgesehen!« Markus streckt die Beine aus, beugt den Oberkörper gleichzeitig nach hinten, legt den Kopf in den Nacken, als wollte er die Zimmerdecke betrachten, und schneidet eine Grimasse, wie wenn er gerade auf eine Zitrone gebissen hätte.

»Was – so blöd hat das ausgesehen?«, fragt Rainer zweifelnd.

»So ähnlich jedenfalls«, sagt Markus und richtet sich wieder auf. »Und dann bist du, die steifen Beine voraus, langsam vom Stuhl gerutscht und plötzlich lagst du auf dem Boden; der Stuhl war umgekippt – und neben dem lagen tausend Scherben, weil du so nebenbei noch das Marmeladenglas vom Tisch gefegt hast!«

Rainer starrt vor sich hin. »Und dann?«

»Dann hast du wie ein Verrückter gezuckt und um dich geschlagen, aus deinem Mund kamen Spucke und Blut, und dein Kopf hat wie ein Vorschlaghammer immer wieder auf den Boden gehämmert!«

»Kein Wunder, dass mir alles wehtut«, sagt Rainer leise, »der Kopf, die Beine, die Zunge! Und dann?«

»Gerade als ich dachte: ›So, jetzt ist er hin!‹ – ja, entschuldige Rainer, das hab ich wirklich gedacht –, also, gerade als ich das dachte, kam ein Mann angelaufen, der wohl an einem der anderen Tische saß, hat einen Packen Servietten unter deinen Kopf geschoben, damit der nicht dauernd auf den Boden knallte, und hat die Glasscherben und den Tisch weggeschoben, an den deine Beine dauernd geschlagen haben; und dann hat er der erschreckten Bedienung, die mit offenem Mund hinter der Theke stand, zugerufen: ›Das ist ein analytischer Anfall‹ oder so ähnlich, ich hab den Ausdruck nicht richtig verstanden. ›Holen Sie den Notarzt!‹ Der Mann war wahrscheinlich ein Sanitäter oder vielleicht sogar ein Arzt – auf jeden Fall hat er sich ausgekannt und gewusst, was man machen muss. Ja, und der Notarzt war in null Komma nichts da – hat dir 'ne Spritze verpasst und dich mitgenommen!«

»Und ich hab nichts davon gemerkt«, sagt Rainer.

(Den weiteren Verlauf der Aufwach-Grand-mal-Epilepsie bei Rainer siehe Seite 91 f. und 125.)

Aufwach-Grand-mal-Epilepsie

Wie der Name bereits sagt, ist dieses Krankheitsbild durch Grand-mal-Anfälle (siehe Seite 32 f.) charakterisiert, die in einem engen zeitlichen Zusammenhang mit dem Aufwachen vorkommen, d. h. in der ersten oder – seltener – zwischen der ersten und zweiten Stunde nach dem Erwachen (sowohl morgens als auch nach dem Mittagsschlaf).

Die ersten Aufwach-Grand-mal-Anfälle treten meist zwischen dem 14. und 18. Lebensjahr auf. Der Beginn dieser Epilepsieform zeigt eine Beziehung zur Pubertät.

Meist kommt es pro Jahr nur zu vereinzelten Anfällen; nicht selten können sie jedoch durch Schlafmangel, Alkoholgenuss und Flackerlicht (zum Beispiel in Diskos, siehe Seite 51 ff.) ausgelöst werden. Deshalb kommt es häufig bei Klassenausflügen, Jugendfreizeiten, langen Bus- oder Zugfahrten erstmals zu Anfällen oder auch – nach längerer Anfallfreiheit – zum Wiederauftreten dieser Anfälle.

Gelegentlich gibt es bei dieser Epilepsieform neben den »großen« auch »kleine« Anfälle (Absencen, siehe Seite 33 f., oder gleichseitige Zuckungen, zum Beispiel der Arme – ebenfalls gehäuft nach dem Aufwachen). Wie bei der Pyknolepsie fehlen meist weitere Krankheitszeichen, d. h., die Jugendlichen sind – abgesehen von ihren Anfällen – gesund. Auch was Ursache und Behandlungsmöglichkeiten angeht, gilt Ähnliches wie bei der Pyknolepsie: Die Aufwach-Grand-mal-Epilepsie beruht überwiegend auf einer Veranlagung und ist mit Medikamenten gut zu behandeln (siehe Seite 82 ff.).

West-Syndrom (BNS-Epilepsie)

Diese Epilepsieform wird (wie auch das anschließend zu besprechende Lennox-Gastaut-Syndrom) in den Lehrbüchern häufig unter den »fokalen Epilepsien« abgehandelt; die Anfälle zeigen zwar überwiegend ein generalisiertes Erscheinungsbild, im EEG finden sich aber meist deutliche fokale Zeichen. Sie ist nach einem Arzt benannt, dessen Sohn in der Mitte des 19. Jahrhunderts daran erkrankt war.

In aller Regel betrifft die BNS-Epilepsie Säuglinge und beginnt meist zwischen dem 3. und 8. Lebensmonat.

Bei den Anfällen handelt es sich um BNS-Anfälle (siehe die Schilderung von Sebastians Mutter auf Seite 30 f. und die Beschreibung der Anfälle auf

Seite 33); dabei können alle drei Anfallformen (Blitz-, Nick- und Salaam-Anfälle) bei einem Kind nebeneinander auftreten, gelegentlich kommen aber auch nur zwei Anfallarten oder ein einziger Anfalltyp vor. Die BNS-Anfälle können sich mit anderen Anfällen kombinieren, zum Beispiel mit Grand-mal-Anfällen.

In aller Regel ist diese Epilepsieform Ausdruck einer tiefgreifenden cerebral-organischen Störung – d. h. Folge einer schwerwiegenden gesundheitlichen Störung des Organs Gehirn (lateinisch: cerebrum). Diese Störung kann bereits in der Schwangerschaft auftreten (prä-natal), aber auch Folge eines Geburtsschadens (peri-natal) oder einer Erkrankung nach der Geburt (post-natal) sein (siehe Seite 75 f.).

Leider ist bei den meisten Kindern mit West-Syndrom der Krankheitsverlauf ungünstig: Über 90 Prozent der Kinder zeigen deutliche Defizite in der motorischen und psychischen Entwicklung, wobei auch schwere Intelligenzdefekte und ausgeprägte körperliche Behinderungen möglich sind. Diese ungünstigen Verläufe beruhen in erster Linie nicht auf den epileptischen Anfällen selbst, sondern auf den schweren hirnorganischen Störungen, die für die Anfälle verantwortlich sind. Die Therapie der Epilepsie ist oft unbefriedigend – häufig muss zu einer Hormon-Behandlung gegriffen werden (siehe auch die Anfallbeschreibung bei Sebastian, Seite 30 f., die Therapie dieser Epilepsieform, Seite 82 ff. bzw. 89 f., und den weiteren Krankheitsverlauf, Seite 97 bzw. 124).

Lennox-Gastaut-Syndrom (LGS)

Das Lennox-Gastaut-Syndrom, dessen Name auf zwei Ärzte zurückgeht, die sich um die Erforschung dieses epileptischen Krankheitsbildes sehr verdient gemacht haben, zeigt ein der BNS-Epilepsie (siehe oben) verwandtes Erscheinungsbild; nicht selten geht eine BNS-Epilepsie in ein LGS über, was auf die Verwandtschaft der beiden Epilepsieformen hinweist. So ist es verständlich, dass die verschiedenen Ursachen, die wir beim West-Syndrom kennen gelernt haben, auch für das LGS gelten.

Das LGS zeigt sich meist zwischen dem 2. und 6. Lebensjahr; Jungen sind häufiger betroffen als Mädchen.

Charakteristisch für das LGS ist insbesondere die Vielfalt der Anfälle, die häufig zu »Haltungsverlusten« führen, d. h., der Kopf des Kindes kann im Sitzen plötzlich auf die Tischplatte schlagen, oder aus dem Gehen oder Stehen kann es zu abrupten Stürzen kommen (myoklonische, tonische und atonische Anfälle, siehe Seite 27 f.). Gesicht und Kopf dieser Kinder sind häufig von frischen oder älteren Verletzungen gezeichnet, und das Tragen eines Sturzhelms (»Fallhaube«) zum Schutz vor Kopfverletzungen ist manchmal unerlässlich. Neben diesen Anfällen kann es zu Absencen, zu tonischen Anfällen (besonders aus dem Schlaf), zu Grand-mal- und fokalen Anfällen kommen. Bei keiner anderen Epilepsieform ist das Erscheinungsbild der Anfälle so vielfältig.

Im Hinblick auf den Krankheitsverlauf gilt Ähnliches wie beim West-Syndrom, obgleich er insgesamt etwas günstiger aussieht: Etwa zwei Drittel der Kinder können leider nicht von den Anfällen geheilt werden. Die Entwicklung der Kinder ist häufig schon zu Beginn der Erkrankung verzögert. Im weiteren Verlauf kommt es dann oft zu einer weiteren Verschlechterung der psychischen Leistungen: Nach mehrjähriger Krankheit zeigen nur noch 25 Prozent der Patientinnen und Patienten eine ungestörte Entwicklung.

Fokale Epilepsien

Etwas mehr als die Hälfte aller Epilepsien gehören zu den fokalen Epilepsien, die Anfälle beginnen also einseitig in einem umschriebenen Teil des Gehirns. Sie können in jedem Lebensalter auftreten, sind aber im Kindesalter seltener als im Erwachsenenalter.

Petra, Rolando-Epilepsie

»Und wie, Frau Seier, war der Anfallbeginn bei Petra?«, fragt Dr. Braun, »was haben Sie als Erstes wahrgenommen?«

»Den Anfallbeginn habe ich gar nicht gesehen, Herr Doktor«, sagt Frau Seier, »das Ganze passierte ja mitten in der Nacht – so gegen halb zwei. Ich muss da ganz fest geschlafen haben, und plötzlich hat mich jemand an der Schulter gerüttelt. Ich bin furchtbar erschrocken und habe schnell das Licht angemacht. Da stand Petra an meinem Bett – sie hat ganz komisch ausgesehen, so … so erschreckt, so voller Angst – ja, man hat ihren Augen die Angst richtig angesehen! Und aus ihrem Mund kam ganz viel Spucke, das lief fast wie so ein kleiner Bach aus ihrem Mundwinkel raus – ich glaub aus dem rechten, aber ich weiß das nicht mehr genau. Und mit der Hand hat sie fortwährend auf ihre rechte Backe gedeutet … so, als wollte sie sagen: ›Schau doch mal dahin!‹ Und da hab ich dann gesehen, dass sich das Gesicht an dieser Stelle so komisch bewegt hat, so als wären – bitte, lachen Sie nicht, Herr Doktor! –, so als wären da Würmer in der Backe, die sich unter der Haut hin und her bewegt haben. Ich glaube, Petra wollte was sagen, konnte aber nicht reden – es kam nur so ein … so ein gurgelndes Geräusch aus dem Mund. Es war furchtbar, einfach furchtbar!«

Frau Seier macht nervös ihre Handtasche auf und zu und fährt dann fort: »Ich glaub, ich bin deshalb so in Panik geraten, weil ich das überhaupt nicht einordnen konnte, ich hatte keine Ahnung, was da ablief – ich hatte so was ja noch nie gesehen. Erst dachte ich, Petra hätte schlecht geträumt, als ich aber sah, dass sie voll da war – ich meine, dass sie überhaupt nicht schlaftrunken oder so wirkte und dass sie aber gleichzeitig voller Angst war –, da hab ich gewusst oder … oder zumindest geahnt, dass da irgendetwas überhaupt nicht stimmt!«

»Und, wie ging's dann weiter, Frau Seier?«, fragt Dr. Braun, »wie lange hat das Ganze denn gedauert? Wie hat es aufgehört?«

»Ja – wie hat es aufgehört«, sagt Frau Seier langsam, »die Zuckungen, die Bewegungen in der rechten Gesichtshälfte haben allmählich nachgelassen, die Spucke ist nicht mehr rausgelaufen, und Petra konnte dann auch wieder verständlich sprechen. Wie lange es gedauert hat? Also mir kam es endlos vor! Vielleicht zehn Minuten, oder doch nur zwei? Ich weiß es wirklich nicht! Als alles vorbei war, da hab ich im Bad Petras Gesicht sauber gemacht, und dann hab ich sie zu mir ins Bett genommen, und am nächsten Tag bin ich zu meinem Kinderarzt gegangen, und der hat gesagt, dass das wahrscheinlich ein Roberto-Anfall war. Und jetzt bin ich hier!«

»Es sieht aus, als hätte der Kollege Recht gehabt«, sagt Dr. Braun. »Aber sicher hat er nicht Roberto- sondern Rolando-Anfall gesagt – aber das ist Nebensache. Wie alt ist Petra jetzt eigentlich?«

»In drei Wochen wird sie sieben!«

(Den weiteren Verlauf der Rolando-Epilepsie bei Petra siehe Seite 92 f. und 125 ff.)

Rolando-Epilepsie

Die Rolando-Epilepsie (benannt nach einem italienischen Arzt des 18./19. Jahrhunderts) ist die häufigste fokale Epilepsie im Kindesalter. Bei Erwachsenen kommt sie nicht mehr vor. Die Anfälle erfolgen überwiegend aus dem Schlaf heraus: Häufig erwachen die Kinder durch Gefühlsstörungen im Bereich des Mundes, der Zunge oder einer Gesichtshälfte (elementar-fokaler sensibler Anfall, siehe Seite 28), eventuell kommt es auch zu Zuckungen in einem Mundwinkel oder einer Gesichtshälfte (elementar-fokaler klonischer Anfall), meist kann man einen deutlichen Speichelfluss erkennen (vegetatives Anfallsymptom). Die Kinder sind dann nicht in der Lage zu sprechen, machen aber die Eltern meist durch Gesten und unverständliche Laute auf die Störung aufmerksam. Nach diesem elementar-fokalen Beginn kann sich das Anfallgeschehen zu einem generalisierten Anfall ausweiten.

Diese Epilepsieform macht etwa 20 Prozent aller kindlichen Epilepsien aus; sie ist bei Jungen etwas häufiger als bei Mädchen. Meist tritt sie erstmals im Alter von 3 bis 12 Jahren auf.

Wie häufig die Anfälle auftreten, ist von Kind zu Kind sehr unterschiedlich. Bei manchen kleinen Patientinnen und Patienten kommt es lediglich zu einem Anfall, wobei aber manche Anfälle auch übersehen werden können, da sie eng an den Schlaf gebunden sind und gelegentlich sehr milde bzw. unscheinbar verlaufen können! Bei den meisten Kindern mit Rolando-Epilepsie treten die Anfälle im Abstand von einigen Wochen auf.

Wie bei den generalisierten Epilepsien Pyknolepsie (siehe Seite 37 f.) und Aufwach-Grand-mal-Epilepsie (siehe Seite 41 f.) liegt die Ursache einer Rolando-Epilepsie in erster Linie in einer Veranlagung. Sie gehört zu den so genannten gutartigen Epilepsien, d. h., die übrigen Hirnfunktionen zeigen keine ernsthaften Störungen (mitunter werden allerdings so genannte Teilleistungsschwächen beobachtet – zum Beispiel Konzentrationsschwäche, Störungen des Tempos, der Flexibilität, der Wahrnehmung); die Anfälle selbst verlaufen sehr günstig: Wenn die Anfälle mild und selten sind, kann auf eine medikamentöse Behandlung verzichtet werden; sofern anfallhemmende Medikamente eingesetzt werden, können die Anfälle dadurch meist gut beherrscht werden. Hinzu kommt, dass die Rolando-Epilepsie eine große »Selbstheilungstendenz« hat: Spätestens mit der Pubertät hören die Anfälle von selbst auf.

In den letzten Jahren sind mehrere »Varianten« der Rolando-Epilepsie als eigenständige Epilepsieformen erkannt worden. Da diese Varianten aber deutlich seltener sind als die Rolando-Epilepsie, soll hier nicht näher auf sie eingegangen werden.

Peter, Fokale symptomatische Epilepsie

»Du, Mama, Peter hat einen Anfall gehabt, als du einkaufen warst!«

Frau Kempf sieht ihren jüngsten Sohn erschrocken an. »Peter hat wieder einen Anfall gehabt? Jetzt war doch wochenlang gar nichts mehr! Wo ist er?«

»Er schläft jetzt in seinem Bett, er ist ganz okay«, antwortet Matthias.

Frau Kempf eilt in Peters Zimmer und beugt sich über ihren Ältesten. Peter schläft ganz ruhig. »Ja, es ist wirklich vorbei«, sagt Frau Kempf, richtet sich auf und streicht sich mit der Hand die Haare aus der Stirn.

»Matthias, komm, erzähl mir genau, was passiert ist – oder warte! Schreib's lieber gleich ganz genau auf, damit ich dann Dr. Braun das Ganze schildern oder vorlesen kann. Er will das ja immer bis auf's i-Tüpfelchen genau wissen!«

»Okay, Mam, bin schon dabei!«

Matthias setzt sich an seinen Schreibtisch und beginnt zu schreiben:

»Heute, am 6. Mai, setzte ich mich um 15.20 Uhr mit meinem älteren Bruder Peter, der jetzt zwölfeinhalb Jahre alt ist, an den Tisch, um Mau-Mau zu spielen. Als ich ein Spiel gewonnen hatte und gerade die Karten zum zweiten Spiel austeilen wollte, hat Peter plötzlich wieder einen Anfall gekriegt. Er hat auf einmal komisch gebrummt, hat seinen Stuhl im Sitzen nach hinten geschoben, hat dann die Arme nach vorne und unten zwischen die Knie ausgestreckt und die Hände ganz doll aneinander gerieben, als würd's ihn frieren. Gleichzeitig hat er geschluckt und geschmatzt, und er ist im Gesicht ganz rot geworden – nur die Lippen waren weiß, dann sind sie aber allmählich etwas blau geworden. Ich kenne das ja bei Peter, und drum bin ich ganz ruhig sitzen geblieben und habe nur geschaut, denn Mama und Dr. Braun wollen immer alles ganz genau wissen. Ich hab nur ›Peter‹ gerufen, und dann hat er mich irgendwie komisch angeschaut – ich glaub, er hat mich irgendwie gehört. Dann ist er aufgestanden, dabei ist der Stuhl umgefallen, und dann ist er am Tisch vorbeigegangen und hat dabei aus Versehen – nicht mit Absicht! – die Mau-Mau-Karten vom Tisch gewischt, und dann ist er zum Fenster gegangen und hat am Fensterrahmen rumgemacht, als wollte er das Fenster öffnen, obwohl dort ja gar kein Griff ist! Plötzlich hat er damit aufgehört, hat sich zu mir rumgedreht und mich verwirrt angeschaut, hat dann langsam den umgekippten Stuhl wieder aufgestellt und hat begonnen, die Karten vom Boden aufzuheben. Ich hab ihm geholfen und er hat gefragt: ›Hab ich grad wieder einen Anfall gehabt?‹ Ich hab dann auf die Uhr geschaut und gesehen, dass seit dem ersten Brummen genau 1 Minute und 46 Sekunden vergangen waren.«

(Den weiteren Verlauf der fokalen symptomatischen Epilepsie bei Peter siehe Seite 93 f. und 127 f.)

Fokale symptomatische Epilepsien

Während die fokale Rolando-Epilepsie überwiegend genetisch bedingt ist, ihre Ursache also nicht in einer organischen Erkrankung des Gehirns hat, sondern in einer Veranlagung (bei im Übrigen weitgehend ungestörten Gehirnfunktionen), beruhen die fokalen symptomatischen Epilepsien meist auf organisch fassbaren Störungen bestimmter Hirnteile. Solche Störungen können beispielsweise in einer Narbe, einer Fehlbildung, in einer Durchblutungsstörung oder in einem Tumor bestehen. Die daraus resultierenden epileptischen Anfälle sind dann ein Symptom, ein Krankheitszeichen dieser speziellen Gehirnstörung – wir sprechen deshalb von einer symptomatischen Epilepsie mit fokalen Anfällen oder einer fokalen symptomatischen Epilepsie.

Je nachdem, wo diese Störung im Gehirn sitzt, zeigen sich die Anfälle bei Ihrem Kind in unterschiedlicher Art – das Anfallbild ist im Wesentlichen abhängig von der Funktion, für die der betroffene Hirnteil verantwortlich ist. Wegen der verschiedenen Ausgangspunkte des epileptischen Geschehens sprechen wir hier von Schläfen-, Stirn-, Scheitel- oder Hinterhaupts-Lappen-Epilepsie.

Die häufigste dieser fokalen symptomatischen Epilepsien ist die so genannte Schläfen-(Temporal-)Lappen-Epilepsie. Die Anfälle bei dieser Epilepsieform sind vor allem durch vegetative und psychische elementar-fokale, durch tonische oder tonisch-klonische und durch partial-komplexe Anfälle bestimmt. Nicht selten gehen dabei elementar-fokale Anfälle den partial-komplexen oder den (sekundär) generalisierten Anfällen voraus; sie werden dann definitionsgemäß als »Aura« bezeichnet (siehe Seite 33). Die elementar-fokalen Anfälle können aber auch unabhängig von anderen Anfällen auftreten. Sie werden von den Patientinnen und Patienten zum Beispiel als »fremdartiges Gefühl, seltsamer Geruch« oder »komischer Geschmack«, als »vom Magen hochsteigendes Gefühl«, als »unbestimmte Angst« geschildert.

Auch bei der Stirnhirn-(Frontal-)Lappen-Epilepsie können die oben beschriebenen partial-komplexen Anfälle auftreten; sie sind aber in der Regel kürzer (unter 30 Sekunden) als die Anfälle bei der Temporallappen-Epilepsie, die Kinder zeigen während des Anfalls häufig eine ausgeprägte motorische Unruhe, die mitunter bis zu »szenischen« Handlungen gehen kann.

Hinweis

»Bewegungssturm«
Teilweise kommt es während eines Frontallappen-Anfalls zu einem so genannten Bewegungssturm, d.h., die Kinder geraten völlig außer sich, schlagen und treten wie wild um sich, wälzen sich womöglich auf dem Boden und können sich mitunter so selbst verletzen (all diese Dinge geschehen ohne Willen und ohne Kontrollmöglichkeit der Kinder!). Diese Anfälle treten außerdem oft in Serien auf.

Der Scheitellappen ist in erster Linie für die Sensibilität, also für die körperliche Empfindung, der Hinterhauptslappen für die optische Wahrnehmung zuständig. Demzufolge sind die Anfälle bei Scheitel-(Parietal-)Lappen-Epilepsien durch Empfindungsstörungen (elementar-fokale sensible Anfälle) und die bei Hinterhaupts-(Occipital-)Lappen-Epilepsien durch visuelle Erscheinungen wie Mustersehen, Verschwommensehen oder gar kurzdauernde Erblindung und Gesichtsfeldeinschränkung gekennzeichnet.

Epilepsie-Sonderformen

Nicht alle Epilepsien lassen sich problemlos in die beiden Hauptgruppen – generalisierte und fokale Epilepsien – einordnen; dies gilt zum Beispiel für Epilepsieformen, deren Anfälle nicht eindeutig als generalisiert oder fokal zu klassifizieren sind (sie sollen hier aber nicht weiter behandelt werden), aber auch für die so genannten Reflex-Epilepsien und die latenten Epilepsien.

Reflex-Anfälle, Reflex-Epilepsien

Seit Jahrhunderten ist bekannt, dass bestimmte *unspezifische,* allgemeine Faktoren – wie zum Beispiel Schlafmangel, deutliche Überanstrengungen, plötzliches Weglassen von anfallhemmenden Medikamenten, extreme Flüssigkeitszufuhr, Hyperventilation – bei Menschen mit entsprechender Anfallbereitschaft epileptische Anfälle auslösen können. Werden dagegen bei einem Menschen Anfälle unmittelbar und wiederholt durch *spezifische* Sinnesreize ausgelöst, so sprechen wir im Fachjargon von sensorisch ausgelösten epileptischen Anfällen oder von Reflex-Anfällen. Der Begriff Reflex-Epilepsie ist erst dann gerechtfertigt, wenn gewöhnliche Alltagsereignisse (Reize) – wie zum Beispiel Flackerlicht bzw. Hell-Dunkel-Kontraste oder überraschende Geräusche – Anfälle auslösen können oder wenn zu den Reflex-Anfällen auch solche ohne erkennbaren Auslöser hinzutreten.

Fallbeispiel

Jürgen, Photogene Reflex-Anfälle

»Ist die Musik nicht super, Jürgen? Und das Licht ist einfach Klasse – findest du nicht auch?«

Jürgen kann offensichtlich die Begeisterung seiner Freundin Uschi nicht teilen. »Ich fühle mich gar nicht super«, murmelt er und macht ein paar schleppende Tanzschritte, die gar nicht zu den lebhaften und geschmeidigen Bewegungen seiner Partnerin passen wollen. »Diese Lichtorgel ist ja einfach der Abschuss! Ich glaub, ich muss raus hier!«

Jürgen hat an diesem Abend mit seiner Freundin zum ersten Mal die neu eröffnete Disko ›Caramba‹ aufgesucht, von der so viele junge Leute in der Stadt schwärmen. Und Uschi hat ihn schon bald auf die übervolle Tanzfläche gezogen.

Doch jetzt sieht Uschi Jürgen besorgt an. So kennt sie ihn gar nicht, ihren lebhaften, fast immer gut gelaunten und tanzfreudigen Freund.

»Ist dir nicht gut, Jürgen?«

Uschi sieht mit Schrecken, dass es in Jürgens Gesicht, das durch das Flackerlicht der Lichtorgel in rascher Folge immer wieder die Farbe wechselt, zuckt – auch seine Hände, die sie umfasst hält, beben.

»Jürgen, komm, ich bring dich raus!«

Aber es ist schon zu spät. Jürgen stößt einen stöhnenden Laut aus, reißt die Augen weit auf, beugt den Kopf zurück und fällt steif wie ein Brett zu Boden. Wäre die Tanzfläche nicht so voll, würde der Junge schutzlos aufs Parkett knallen – so wird sein Sturz von den Tanzenden um ihn herum, die nicht rechtzeitig beiseite springen können, abgebremst. Trotzdem gibt es einen lauten Krach, als Jürgens Kopf auf den Tanzboden schlägt.

In Jürgens Gesicht sind die Zuckungen, die Uschi schon einige Augenblicke zuvor wahrgenommen hat, stärker geworden. Jetzt beginnen auch Arme und Beine immer stärker zu zucken. Zwischen Jürgens bläulich verfärbten Lippen bilden sich Speichelblasen, die sich leicht rot färben. »Mein Gott«, schreit Uschi, »er stirbt! Schnell einen Arzt!«

Aber bevor ein Arzt eintrifft, ist das ganze schreckliche Geschehen schon weitgehend abgeklungen. Die Zuckungen sind langsamer und schwächer geworden und haben schließlich – gleichzeitig mit einem tiefen Seufzer des Jungen – ganz aufgehört. Jetzt liegt Jürgen völlig erschöpft auf dem Boden, die Lippen beginnen sich wieder rot zu färben, die Atmung ist noch etwas schnorchelnd, aber wieder regelmäßig, nachdem sie während des Anfalls stockend war und zeitweise ganz ausgesetzt hatte. Inzwischen hat jemand die Lichtorgel abgestellt und das normale Deckenlicht eingeschaltet. Uschi sieht, dass sich Jürgens Hose zwischen den Schenkeln dunkel verfärbt hat. Rasch löst sie das bunte Tuch, das sie um die Schultern trägt, und breitet es über Jürgens Beine und Unterkörper. »Nicht, dass er friert!«, sagt sie etwas verlegen zu den Umstehenden.

»Was ist passiert?«, fragt der Notarzt und drängt sich durch die Menge der Schaulustigen.

»Nichts Besonderes«, sagt einer der Umstehenden, »da hat nur einer zu viel gesoffen und ist dann zusammengeklappt!«

Uschi würde dem Redner am liebsten ins Gesicht schlagen. Noch nie hat sie Jürgen Alkohol trinken sehen, und auch jetzt steht auf seinem Tisch nur ein halb geleertes Glas mit Orangensaft.

(Den weiteren Verlauf der Anfälle bei Jürgen siehe Seite 94 f. und 128 ff.)

Photogene Reflex-Epilepsie

Die photogenen Reflex-Anfälle (photogene Epilepsien) sind die am häufigsten auftretenden Reflex-Anfälle. Bereits in antiken Schriften wird beschrieben, wie bestimmte Lichtreize (zum Beispiel eine glitzernde Wasserfläche oder die Spiegelungen einer sich drehenden Töpferscheibe) epileptische Anfälle auslösen können. Heute lässt sich im EEG-Labor nachweisen, ob jemand auf bestimmte Lichtreize mit Anfällen oder zumindest mit Anfallbereitschaft reagiert. Wenn wir (gesunde) Kinder während der Ableitung der Hirnstromkurve einem Flackerlicht mit unterschiedlichen Frequenzen aussetzen (Fotostimulation), so werden im EEG bei 7 bis 8 Prozent dieser Kinder so genannte Krampfströme hervorgerufen. Wir bezeichnen solche Kinder als fotosensibel; bei ihnen besteht eine Neigung, in bestimmten »Flackerlicht-Situationen« mit epileptischen Anfällen zu reagieren. Die Erfahrung zeigt aber, dass von diesen fotosensiblen

Kindern nur jedes 40. tatsächlich einmal einen epileptischen Anfall erleidet.

Die Fotosensibilität tritt vor allem zwischen dem 12. und 15. Lebensjahr auf, nach der Pubertät nimmt sie deutlich ab.

Ist die Fotosensibilität deutlich genug ausgeprägt, so können auch »Lichtreize des Alltags« epileptische Anfälle hervorrufen: zum Beispiel beim Fernsehen (»Fernseh-Epilepsie«), beim Computerspiel am TV-Monitor (jedoch praktisch nie beim Spiel mit dem so genannten Gameboy – hier ist die Kontrastwirkung des Displays zu gering), beim Blick auf eine sonnenbeschienene Schnee- oder Wasserfläche, bei der Fahrt durch eine baumbestandene Allee bei schräg stehender Sonne, beim Besuch einer Disko mit »Lichtorgel« (Disko-Epilepsie). Wenn bei Ihrer Tochter oder Ihrem Sohn eine Fotosensibilität oder gar eine Fotoepilepsie bekannt ist, so muss dies im Alltag durch bestimmte Verhaltensstrategien berücksichtigt werden (siehe Seite 119 ff.).

Andere Reflex-Epilepsien

Reflex-Anfälle, die nicht visuell, sondern durch andere Sinnesreize ausgelöst werden, sind sehr selten. Es gibt aber Menschen, die aufgrund akustischer Reize, durch Berührung (eventuell nur an bestimmten Körperstellen), durch Schreck oder durch Temperatur-Reize epileptische Anfälle erleiden. Deutlich seltener sind Anfälle, die durch bestimmte Musikstücke, durch Lesen oder durch Geschicklichkeitsspiele – die gleichzeitig hohe Konzentration und feinmotorische Leistungen erfordern – ausgelöst werden.

Latente Epilepsien

Bei vielen anfallkranken Menschen (aber keineswegs bei allen) finden sich im EEG so genannte Krampfströme – in erster Linie natürlich während eines epileptischen Anfalls, häufig aber auch zwischen den Anfällen oder während einer bestimmten Situation, die ggfs. einen Anfall auslösen kann (Hyperventilation, Fotostimulation, Schlafentzug). Nun gibt es aber Menschen, deren EEG eine so genannte Krampfaktivität aufweist, die aber nie einen epileptischen Anfall erleiden. Wir sprechen in diesen Fällen von einer latenten Epilepsie, ein sprachlich und inhaltlich nicht sehr glücklicher Begriff. Es ist also bei diesen Menschen zwar eine Anfallneigung erkennbar, die aber so gering ausgeprägt ist, dass sie »klinisch stumm« bleibt, d. h., dass es nicht zu erkennbaren epileptischen Anfällen kommt. Selbstverständlich ist hier eine Therapie nicht erforderlich.

Wie lassen sich epileptische Anfälle und Epilepsien erkennen?

Nicht jedes Kind, das verträumt aus dem Fenster schaut, leidet an Absencen; nicht jeder unerklärliche Sturz ist ein epileptischer (An-)Fall; und nicht jedes Kind, das sich bei geringen Anstrengungen im Gesicht bläulich verfärbt, leidet an einer Epilepsie mit vegetativen Anfällen.

Wie kann nun der Arzt oder die Ärztin feststellen, ob es sich bei diesen oder ähnlichen Geschehnissen tatsächlich um epileptische Anfälle bzw. Epilepsien, um andere krankhafte Zustände oder möglicherweise um ganz harmlose Ereignisse ohne Bedeutung handelt? Die Maßnahmen, die der Arzt unternimmt, um eine Krankheit zu erkennen, fassen wir unter dem Begriff »Diagnostik« zusammen – mit ihrer Hilfe versucht der Arzt, eine Krankheit zu »diagnostizieren«.

Die Krankheits-Vorgeschichte

Die wichtigste und Erfolg versprechendste Maßnahme des Arztes, eine Krankheit, und damit auch die Epilepsie, zu diagnostizieren, ist die »Erhebung der Anamnese«, also das Erfragen der Krankheits-Vorgeschichte. Hierbei schildern Sie bzw. Ihr Kind die aktuellen und früheren Beschwerden sowie die bereits erfolgten Untersuchungen und Behandlungen.

So genau wie möglich, bitte!

Bei der Erhebung der Vorgeschichte kommt der Anfallanamnese, also der Schilderung des erlebten oder beobachteten Anfallgeschehens, eine besondere, häufig ausschlaggebende Bedeutung zu. Selbstverständlich ist es wichtig, dass das Kind, das an epileptischen Anfällen leidet, dabei selbst befragt wird, und kein Arzt wird versäumen, dies wenn irgend möglich zu tun. Aber häufig sind die kleinen Patientinnen und Patienten noch zu jung, um selbst Auskünfte über ihre Anfälle geben zu können; in anderen Fällen ist ein Kind zu genaueren Angaben nicht in der Lage, weil es bereits zu Beginn des Anfalls bewusstseinsgetrübt oder bewusstlos ist und/oder weil der Anfall die Erinnerung an das Geschehen ausgelöscht hat (Amnesie); oder das Kind ist durch zusätzliche Krankheitssymptome, zum Beispiel eine geistige Behinderung oder eine ausgeprägte Sprachstörung, zu einer genauen Erzählung nicht fähig.

So kommt der Schilderung des Anfallgeschehens durch Sie als Eltern, durch Geschwister, Großeltern, Lehrerin, Lehrer oder Freunde eine ganz besondere Bedeutung zu. Die Frage, was für eine Anfallform vorliegt, zu welcher Epilepsie die Anfälle gehören und welche Ursache möglicherweise hinter dem epileptischen Geschehen liegt, kann in vielen Fällen allein schon durch eine sorgfältige, ausführliche Anfallanamnese beantwortet werden.

Hinweis

Notizen machen

Um zu klären, um welche Anfallform es sich handelt, ist es wichtig, dass Sie dem Arzt die Anfälle in allen Einzelheiten schildern. Machen Sie sich am besten dazu Notizen. Gut geeignet ist ein Epilepsietagebuch (siehe nächste Seite).

Anfalls-Tagebuch

Datum/ Uhrzeit:	derzeitig eingenommenes Medikament mit Dosierung:

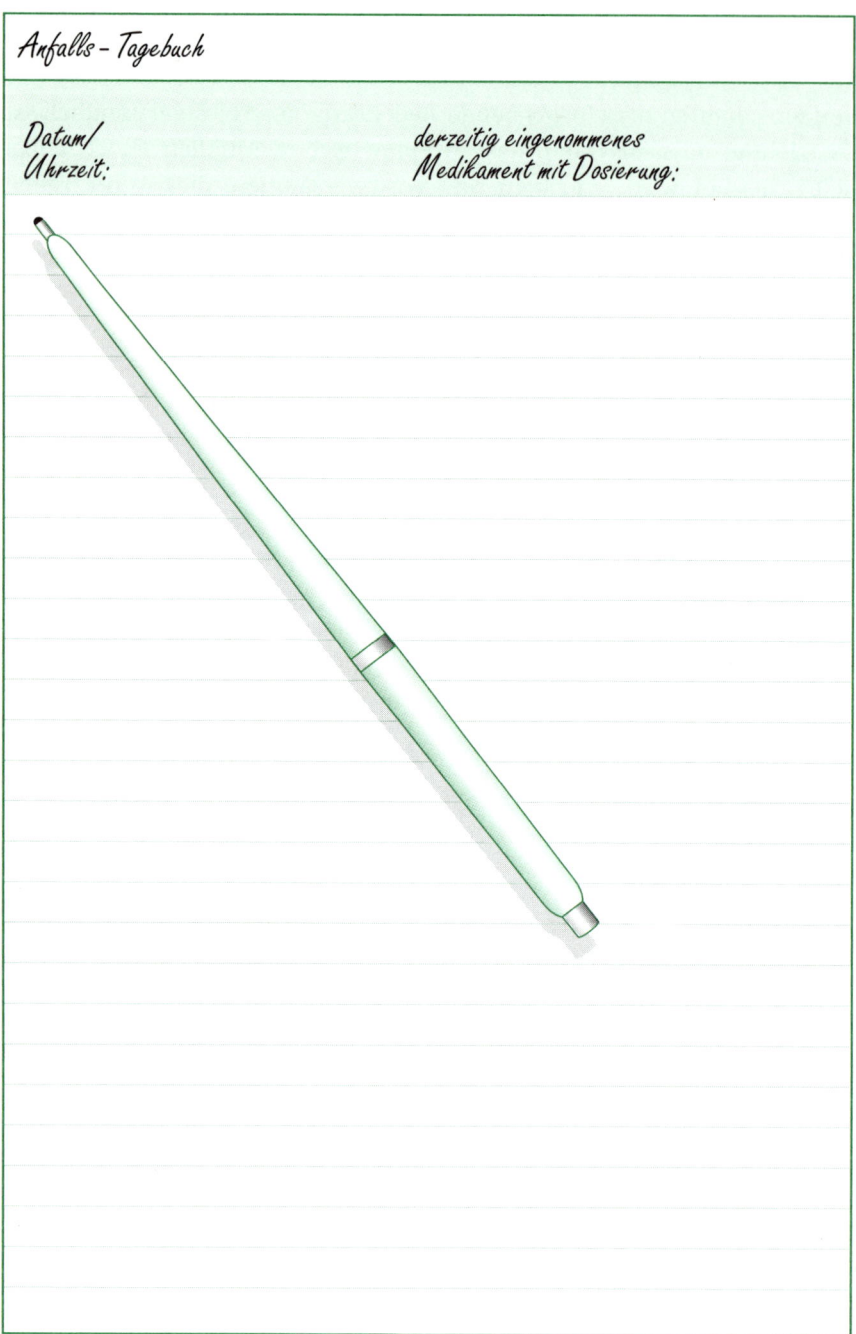

Anfalls - Tagebuch

Anfallsbeschreibung
des Beobachters:

Wie äußerte sich das Kind
anschließend zu seinem Anfall?

Insbesondere der Beginn des einzelnen Anfalls lässt diagnostische Rückschlüsse zu. Die folgende Aufstellung soll Ihnen eine Hilfestellung sein und zählt einige Symptome auf, die für den Arzt und seine Diagnose besonders bedeutsam sein können:

- Gibt es im Verhalten Ihres Kindes Minuten, Stunden oder Tage vor dem Anfallgeschehen Veränderungen, zum Beispiel Unruhe, Verstimmung, »Nervosität«, Abgeschlagenheit?
- Zeigt Ihr Kind unmittelbar (Sekunden bis ca. eine halbe Minute) vor dem Anfallgeschehen Auffälligkeiten, zum Beispiel Ängstlichkeit, Erschrecken oder Erstaunen, Aufwachen aus dem Schlaf, unmotiviertes Weinen? Solche Auffälligkeiten kurz vor dem eigentlichen Anfall können auf eine Aura (siehe Seite 33) und somit auf einen fokal beginnenden Anfall hinweisen. Ältere Kinder und Jugendliche können nach einem Anfall solche »Vorboten« oder auch bestimmte Sinneseindrücke (siehe Seite 28 f.), die sie vor dem Anfall verspürt haben, häufig recht genau beschreiben.
- Vermuten Sie bestimmte Auslösungsfaktoren, zum Beispiel Schlafmangel, Fieber, große körperliche oder seelische Belastung?
- Beginnt der eigentliche Anfall einseitig oder beidseitig-symmetrisch? Beginnt er mit Zuckungen, Versteifung, besonderen Bewegungen bzw. Bewegungsmustern, zum Beispiel Nesteln, Schmatzen? Gibt Ihr Kind besondere Laute von sich?
- Wie ist der weitere Anfallverlauf: Breitet sich das Anfallgeschehen aus, zum Beispiel von der Hand zum Körperzentrum, von einer Seite zur anderen? Nimmt seine Intensität zu oder ab? Ändert sich das Erscheinungsbild während des Anfalls?
- Welche zusätzlichen Symptome gibt es: Blauverfärbung, Rötung, Blässe? Einnässen, Einkoten? Atmungsstörungen, Atemstillstand? Speichelabsonderung, Zungenbiss?
- Wie endet der Anfall: Allmählich oder abrupt? Einseitig bzw. einseitig betont?
- Wie lange dauert der Anfall? Schauen Sie zu Beginn des Anfalls auf die Uhr oder zählen Sie etwa im Sekundentakt!
- Wie verhält sich Ihr Kind nach dem Anfall: Ist es unruhig, umdämmert, desorientiert? Wie ist seine Sprache? Wie bewegt es seine Glied-

maßen, zeigt es zum Beispiel eine einseitige Schwäche oder Lähmung? Ist es abgeschlagen, schläft es?

All diese einzelnen von Ihnen wahrgenommenen Anfallsymptome können für den Arzt oder die Ärztin von großer Wichtigkeit sein. Machen Sie sich deshalb unmittelbar nach dem Anfallgeschehen Notizen, um später möglichst genaue Angaben machen zu können.

Die Entwicklungsschritte Ihres Kindes

Nicht selten sind die epileptischen Anfälle Zeichen einer Gehirnstörung, die ihrerseits auch für andere gleichzeitig bestehende Krankheitssymptome verantwortlich ist, zum Beispiel im geistig-seelischen, sprachlichen oder motorischen Bereich. Deshalb ist es für den Arzt sehr wichtig, von Ihnen zu erfahren, ob sich bei Ihrem Kind außer den Anfällen weitere Hinweise für eine Gehirnfunktionsstörung finden lassen.

Bei der Anamneseerhebung wird sich der Arzt deshalb sehr genau nach der bisherigen Entwicklung Ihres Kindes erkundigen; er wird Sie beispielsweise fragen, ob Ihre Tochter oder Ihr Sohn beim Erlernen bestimmter Entwicklungsschritte (zum Beispiel Zeitpunkt des Gehen- oder Sprechenlernens) Abweichungen von der Altersnorm gezeigt hat oder ob Ihnen andere Besonderheiten, zum Beispiel im Verhalten, im Vergleich mit Ihren anderen Kindern oder mit den Altersgenossen aufgefallen sind.

In diesem Zusammenhang können auch das Verhalten und die Leistungen im Kindergarten oder in der Schule bedeutsam sein. Deshalb wird Sie der Arzt möglicherweise um Zeichnungen, Schulhefte und Schulzeugnisse bzw. -beurteilungen bitten, um sich diese anzusehen.

Frühere Erkrankungen sind vielleicht ein Hinweis

Bei der Erhebung der Krankheits-Vorgeschichte Ihres Kindes wird der Arzt besonderen Wert auf frühere gesundheitliche Störungen, akute und chronische Erkrankungen, Unfälle und Operationen legen. Denn es gibt durchaus Erkrankungen, die bei einem Kind scheinbar folgenlos abgeheilt sind, später dann aber doch für die Entwicklung einer Epilepsie verantwortlich gemacht werden müssen (zum Beispiel Hirnhautentzündung oder Gehirnquetschung durch einen Unfall). Diese Befragung umfasst auch die Zeit vor der Geburt (also den Schwangerschaftsverlauf), den Geburtsvorgang selbst und die Neugeborenenzeit, also die ersten 4 Lebenswochen.

Wie sieht es in der Verwandtschaft aus?

Epilepsien sind keine Erbkrankheiten. Trotzdem gibt es Familien, in denen häufiger als in der Durchschnittsbevölkerung epileptische Anfälle und Epilepsien auftreten. Das heißt, dass es in einer bestimmten Familie eine besondere Veranlagung (Bereitschaft, Disposition) für epileptisches Geschehen geben kann – wie dies auch bei anderen Krankheiten häufig vorkommt (zum Beispiel Zuckerkrankheit, Rheumatismus, Asthma). Eine solche Veranlagung ist ein »endogener Faktor«, d. h. an Erbanlagen gebunden (genetisch fixiert) und kann somit von einer Generation an die andere weitergegeben werden. Damit eine Epilepsie entsteht, sind aber weitere Auslösungsfaktoren notwendig, die »exogen« (also »von außen«) hinzukommen.

Zusammenfassend heißt das also, dass nicht eine Epilepsie vererbt wird, sondern allenfalls eine Anfallbereitschaft. Ein Kind, das zum Beispiel eine (endogene, genetisch bedingte) Veranlagung zu epileptischen Anfällen hat, wird nach einer schweren Hirnhautentzündung (exogener Faktor!) eher eine Epilepsie entwickeln als ein anderes Kind, dessen »epileptische Disposition« gering ausgeprägt ist.

Der Arzt wird Sie deshalb sehr genau nach epileptischen Anfällen in der engeren und weiteren Verwandtschaft fragen – auch nach speziellen Krankheiten, die mit epileptischen Anfällen einhergehen können (zum Beispiel bestimmte Stoffwechselstörungen).

Die Untersuchung durch den Arzt

Bei der ärztlichen (»klinischen«) Untersuchung möchte sich der Arzt ein Bild über den körperlichen und psychischen (geistig-seelischen) Zustand Ihres Kindes und die Funktion der einzelnen Organsysteme machen – mit anderen Worten: Er will zunächst ohne technische Apparate prüfen, ob sich irgendwelche gesundheitlichen Auffälligkeiten finden, die im Zusammenhang mit den epileptischen Anfällen Ihres Kindes stehen könnten.

Dabei wird er nicht nur den neurologischen Befund erheben (zum Beispiel die Überprüfung der Muskelspannung, das Reflexverhalten, die Funktion der Sinnesorgane) und sich ein Bild über den geistig-seelischen Zustand (Intelligenz, Entwicklungsstand, Verhalten, Sprache) machen; er wird auch die übrigen Körperfunktionen Ihres Kindes überprüfen, da auch andere Organe als das Gehirn indirekt die Ursache für eine Epilepsie sein können. So kann sich zum Beispiel im Rahmen einer Herzer-

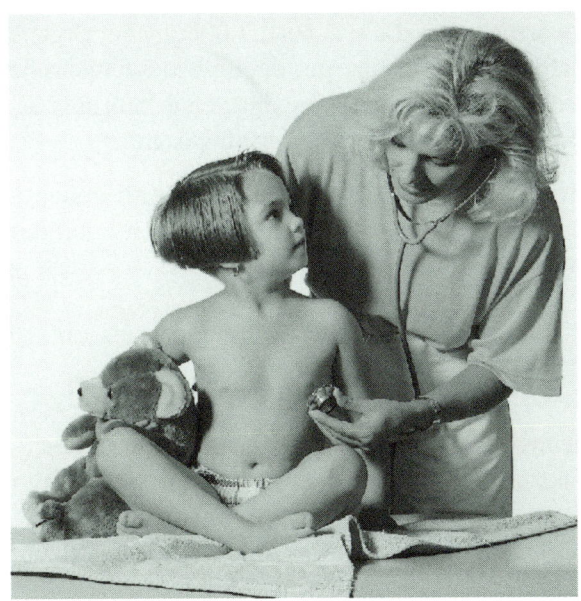

Die ärztliche Untersuchung ist eine der wichtigsten Maßnahmen, um bei Ihrem Kind die mögliche Ursache der epileptischen Anfälle zu finden.

krankung oder eines Herzfehlers ein Blutgerinnsel in einer Herzkammer bilden, das dann vom Blutstrom ins Gehirn getragen wird (Embolie) und dort eine Durchblutungsstörung verursacht; die wiederum kann Ausgangspunkt für epileptische Anfälle werden. In einem solchen Fall könnte es also möglich sein, dass der Arzt durch eine sorgfältige Herzuntersuchung auf die (mögliche) Ursache einer (fokalen) Epilepsie stößt. Auch Leber- oder Nierenerkrankungen können indirekt an der Entstehung von epileptischen Anfällen beteiligt sein (was im Kindesalter allerdings sehr selten vorkommt).

Ein weiterer wichtiger Grund, nicht nur das Nervensystem, sondern den gesamten Organismus zu untersuchen, ist folgender: Es gibt Erkrankungen, die im Gehirn für eine Epilepsie verantwortlich sind, sich aber auch an anderen Organen zeigen können. So gibt es beispielsweise Knötchenbildungen oder Gefäß-Fehlanlagen im Gehirn, die von außen nicht sichtbar sind, sich aber in gleicher Weise auch an der Haut des Kindes zeigen und dort natürlich leicht entdeckt werden können. An der Haut sind solche Veränderungen (»Wärzchen«; Blutschwamm) möglicherweise nur ein kosmetisches Problem, im Gehirn können sie aber für eine problematisch verlaufende Epilepsie verantwortlich sein. (Da sich bei der Bildung der Organe in der Frühschwangerschaft Haut und Gehirn aus demselben Keimgewebe entwickeln, können bei einer frühzeitigen, vorgeburtlichen Störung Gehirn und Haut gleichzeitig und in gleicher Weise betroffen sein.)

All das zeigt, dass die Erstuntersuchung Ihres Kindes, das an epileptischen Anfällen leidet, allumfassend sein muss, sich also nicht nur auf das organische Nervensystem und die Psyche beschränken darf.

Untersuchungen mit medizinischen Apparaten

Alle Untersuchungen mit medizinischen Geräten sind – so bewundernswert die technische Entwicklung auf diesem Gebiet in den letzten Jahren und Jahrzehnten auch sein mag – immer nur Hilfsuntersuchungen; die wichtigsten Maßnahmen, um Krankheiten zu erkennen, sind auch heute noch das Wissen und die Erfahrung des Arztes, die sorgfältige Anamnese (siehe Seite 56) und die klinische Untersuchung.

Elektroenzephalographie (EEG)

Nach wie vor stellt das Elektroenzephalogramm, das EEG, die wichtigste apparative Untersuchung bei der Diagnose einer Epilepsie dar. Seit der Entdeckung dieser Untersuchungsmethode beim Menschen durch den deutschen Psychiater Hans Berger vor etwa 70 Jahren sind das Prinzip, die Voraussetzungen und Hintergründe der Elektroenzephalographie unverändert geblieben (siehe Seite 25); allerdings wurde die Technik des Verfahrens seither entscheidend verbessert: Die Röhrengeräte, mit denen Hans Berger noch die schwachen Gehirnströme (Größenordnung: einige Millionstel Volt!) verstärkt hatte, wurden nach dem Krieg durch Apparaturen mit Transistoren ersetzt; heute hat jedoch im modernen EEG-Labor die Computertechnik (elektronische Datenverarbeitung) Einzug gehalten und die Ableitmöglichkeiten deutlich verbessert.

Eine weitere Verbesserung ist dadurch gegeben, dass bei modernen EEG-Ableitungen nicht nur die Hirnstromkurve aufgezeichnet bzw. digital eingespeichert wird, sondern dass der untersuchte Patient gleichzeitig mit Mikrofon und Kamera (audio-visuell) registriert wird. So wird zum Beispiel im Augenblick eines Anfalls nicht nur das eigentliche EEG, sondern auch das klinische Anfallbild aufgezeichnet. Eine solche Registriermöglichkeit wird »Doppelbildaufzeichnung« genannt. (Doppelbild: Videobild und Hirnstromkurve können gleichzeitig – elektronisch exakt gekoppelt – auf demselben Monitor oder auf zwei parallel geschalteten Bildschirmen betrachtet und ausgewertet werden.) Solche Doppelbildaufzeichnungen können als Routineableitung (Dauer etwa 30 bis 60 Minuten) oder aber als Langzeitableitungen (stunden- oder tagelange Ableitungen in einem Spezial-EEG-Labor) durchgeführt werden.

Für die Patientinnen und Patienten stellen diese Ableitungs-Techniken keine allzu große Belastung dar, wenn man von der möglichen langen Dauer der Untersuchung absieht, die besonders Kinder auf eine harte Geduldsprobe stellen kann.

Für die heutige Diagnose von Epilepsien sind diese Untersuchungstechniken unerlässlich – insbesondere im Rahmen der so genannten *prächirur-*

gischen Diagnostik, d. h., bevor ein chirurgischer Eingriff durchgeführt wird (siehe Seite 85). Üblicherweise werden die Elektroden beim EEG direkt auf der Kopfhaut platziert (siehe Seite 25). Bei der so genannten invasiven EEG-Diagnostik (wie sie zum Beispiel vor dem epilepsiechirurgischen Eingriff oder auch während der Operation erforderlich ist) werden die Elektroden direkt auf die Gehirnoberfläche gelegt (nachdem der Schädelknochen an der entsprechenden Stelle entfernt wurde) oder mithilfe von »Sonden« in tiefere Gehirnschichten eingebracht.

Bildgebende Verfahren

Das EEG erlaubt uns einen bescheidenen Einblick in die Gehirnfunktion, d. h., die Auswertung der Hirnstromkurve lässt Rückschlüsse auf die Art und Weise zu, wie ein Gehirn arbeitet und funktioniert; eine Aussage darüber, wie gesund oder krankhaft verändert das Aussehen, die Gestalt, die Anatomie des Gehirns ist, ermöglicht das EEG nicht. Dafür gibt es jedoch die so genannten bildgebenden Verfahren. Durch komplizierte technische Untersuchungsmethoden kann die Morphologie des Gehirns, d. h. seine Form und sein Aussehen, »wie in einem Bilderbuch« dargestellt werden.

Mit den bildgebenden Verfahren können Ursachen von Epilepsien bildhaft sichtbar gemacht werden – zum Beispiel ein Hirntumor, eine angeborene Gehirnfehlbildung, Narben nach Gehirnverletzungen, Durchblutungsstörungen oder Gewebsverhärtungen (Sklerosen).

Die Entwicklung solcher bildgebenden Verfahren hat nicht nur in der Neurologie (und Epileptologie), sondern auch auf anderen Fachgebieten die medizinische Diagnostik revolutioniert. Die wichtigsten Verfahren sind die Computer-Tomographie, die mit Röntgenstrahlen arbeitet, und vor allem die Kernspin-Tomographie, die das Organ Gehirn mittels Magnetfeldern darstellt. Aufwändigere und in der Routineuntersuchung noch nicht sehr häufig eingesetzte Verfahren sind die Positronen-Emissions-Tomographie (PET; sie misst die Stoffwechselaktivität in den einzelnen Gehirnteilen) und die Single-Photon-Emissions-Tomographie (SPECT;

sie misst die Durchblutungsverhältnisse und setzt dann die Ergebnisse – wie auch bei der PET-Untersuchung – in darstellende Bilder mit unterschiedlichen Farbtönungen um).

Weitere Untersuchungsmöglichkeiten

Je nachdem, was bei der Epilepsie Ihres Kindes als Ursache vermutet wird, können weitere Untersuchungen durchgeführt werden – zum Beispiel Blut- und Urinüberprüfungen, Untersuchung der Gehirnflüssigkeit (Liquor), feingewebliche Untersuchungen von kleinen Haut- oder Muskelstückchen, genetische Analysen (zum Beispiel differenzierte Chromosomenuntersuchungen). Keineswegs müssen bei jeder Epilepsie all diese zum Teil sehr komplizierten Untersuchungen durchgeführt werden. Die wichtigsten und deshalb am häufigsten durchgeführten Untersuchungen mit medizinischen Apparaten sind EEG, Blutuntersuchungen und Kernspin-Tomographie.

Die technisch aufwändigste, raffinierteste, teuerste und modernste apparative Untersuchung ist bedeutungslos, wenn der Arzt die Resultate nicht mit der angemessenen Zurückhaltung interpretieren und in ein fachliches Denken einordnen kann, das sich vorwiegend an der Vorgeschichte, den Krankheitszeichen (insbesondere dem Anfallbild) und dem Verlauf der Krankheit sowie den Ergebnissen der klinischen Untersuchung des Kindes orientiert.

Wie lassen sich nicht-epileptische Anfälle erkennen?

Vielleicht waren Sie mit Ihrem Kind auch schon einmal bei einem Arzt, um ihn um Rat zu fragen, ob ein bestimmtes auffälliges Verhalten Ihrer Tochter oder Ihres Sohnes epileptisch ist oder ob es dafür auch eine andere Ursache geben kann. Es gibt tatsächlich Ereignisse und Zustände, die an epileptische Anfälle denken lassen, in Wirklichkeit aber damit überhaupt nichts zu tun haben.

● Zuckungen im Schlaf

Bei Zuckungen im Schlaf, besonders in der Einschlafphase, handelt es sich in aller Regel nicht um epileptische Phänomene, sondern um harmlose »Schlafzuckungen«, die bei fast jedem Menschen vorkommen. Ähnlich harmlos sind auch die gelegentlichen milden Zuckungen, die vor allem im Bereich der äußeren Augenwinkel vorkommen können, besonders wenn Ihr Kind müde ist.

● »Tag-Träumereien«

Oft berichten Eltern, dass ihr Kind auf Anruf oder leichte Berührung keine Reaktion zeige, »traumverloren« aus dem Fenster schaue, im Spiel innehalte oder in der Schule auf eine Frage der Lehrerin oder des Lehrers nicht reagiere. Auch wenn sich epileptische Absencen (siehe Seite 33 f.) tatsächlich in ähnlicher Weise äußern können, liegt solchen Ereignissen in den meisten Fällen kein epileptisches Geschehen zu Grunde; häufig ist es ein nicht-epileptisches »Abschalten«, ein »Sich-Verspielen«, eine »Tag-Träumerei«, oder es handelt sich einfach um eine Konzentrations- oder Aufmerksamkeitsschwäche, um ein gedankliches Abschweifen. Um sicher zu gehen, nehmen Sie Ihr Kind einmal fester am Arm, kneifen Sie es eventuell ein wenig oder berühren Sie es an den Wimpern (worauf ein Kind ohne Anfall mit Abwehr, zumindest aber mit einem Blinzeln reagiert). Letzte Zweifel kann das EEG beseitigen: ein Kind mit epileptischen Absencen zeigt im EEG in aller Regel typische Auffälligkeiten.

● Nächtliches Aufschrecken

Vor allem Kinder zwischen 2 und 4 Jahren (Jungen häufiger als Mädchen) zeigen mitunter ein »nächtliches Aufschrecken«, das dramatischen Charakter annehmen kann: das Kind blickt voller Angst um sich, schreit, gibt verständliche oder unverständliche Laute von sich, irrt in der Wohnung umher, ist in keiner Weise ansprechbar und schlägt möglicherweise auch um sich. Solche Zustände können an partial-komplexe Anfälle erinnern (siehe Seite 34), häufiger handelt es sich aber um Erscheinungen, die nichts mit Epilepsie zu tun haben. Nicht selten sind sie Ausdruck einer psychischen Problematik, über die Sie auf alle Fälle mit einem Arzt oder einer Ärztin sprechen sollten.

● Kleine Ticks

Auch bestimmte Ticks Ihrer Kinder, d. h. immer wieder auftretende unbewusste Bewegungsmuster oder auch Laute (zum Beispiel Blinzeln, Kopfwendungen, Gesichtszuckungen, Drehbewegungen mit den Armen, Schnalzen, Schnüffeln) könnten Sie durchaus an »kleine« epileptische Anfälle erinnern. Die meisten Fälle lassen sich schon durch die Anamnese und die ärztliche Untersuchung klären. In Zweifelsfällen kann auch hier eine EEG-Untersuchung weiterhelfen.

● Ohnmachten

Ohnmachtsanfälle, die durch einen schwachen Kreislauf bedingt sind (sehr viel seltener durch eine Störung der Herzfunktion), könnten Sie fälschlicherweise an epileptische Sturzanfälle denken lassen.

● »Sich-weg-Schreien«

Nicht selten wird das »Sich-weg-Schreien« (respiratorischer Affektkrampf) mit einem Grand-mal-Anfall verwechselt. Dieses Verhalten kann bei 2 bis 4 Prozent aller Kinder im Vorschulalter (gelegentlich sogar schon im Säuglingsalter!) beobachtet werden. Im Gegensatz zum epileptischen Anfall gibt es immer eine unmittelbar auslösende Ursache – zum

Beispiel Wut, Zorn, Schreck, Schmerz, Trotz. Zunächst weinen oder schreien die Kinder, verstummen dann plötzlich, halten den Atem an (die Kinder »schreien sich weg«), werden blass oder bläulich, sind nicht mehr ansprechbar und stürzen eventuell zu Boden. Die Dauer dieser »Anfälle« beträgt meist 20 Sekunden bis 2 Minuten; sie können auch mehrmals am Tag auftreten. Meist führt schon eine sorgfältige Anamnese durch Ihren Arzt zur richtigen Diagnose.

● Psychogene »Anfälle«

Vor allem bei älteren Kindern und Jugendlichen (bei Mädchen häufiger als bei Jungen) müssen Sie bei Anfallereignissen auch an so genannte psychogene Anfälle denken; das sind nicht-epileptische Anfälle, die Grand-mal- oder psychomotorischen Anfällen zum Verwechseln ähnlich sein können (auch erfahrene Beobachter können durch das »Anfallbild« durchaus getäuscht werden), in Wirklichkeit aber ihre Ursache in einer psychischen Problematik haben. Auch wenn Ihre jugendliche Tochter oder Ihr Sohn solch einen »Anfall« bewusst simulieren, also vorspielen kann, laufen die meisten dieser Störungen ohne den klaren Willen des Patienten ab. Häufig sind sie ein »psychischer Hilferuf«, der Anlass sein sollte, sorgfältig nach möglichen geistig-seelischen Problemen (oder gar krankhaften Störungen) zu suchen, damit dann eine geeignete Unterstüt-zung bzw. Behandlung einsetzen kann.

Die Abgrenzung (Differenzialdiagnose) zwischen »echten« epileptischen und nicht-epileptischen Anfällen gehört zu den wichtigsten Aufgaben des Arztes; mitunter muss diese wichtige Unterscheidung endgültig in der Fachklinik getroffen werden. Die Unterscheidung ist unter anderem deshalb wichtig, weil den Betroffenen, d.h. in diesem Fall Ihrem Kind, ggf. eine jahrelange unnötige Behandlung mit anfallhemmenden Medi-kamenten erspart werden kann; aber auch deshalb, weil viele nicht-epi-leptische Anfälle eine besondere Behandlung notwendig machen (zum Beispiel bedürfen durch Herzkrankheit bedingte Ohnmachtsanfälle einer konsequenten Behandlung durch einen Herzspezialisten, psychogene Anfälle häufig einer psychotherapeutischen Maßnahme).

Was sind die Ursachen von epileptischen Anfällen und Epilepsien?

Ein epileptischer Anfall ist ein einzelnes, eventuell einmaliges Ereignis. Eine Epilepsie, die ja im Wesentlichen durch immer wieder auftretende Anfälle bestimmt ist, hat dagegen den Stellenwert einer Krankheit, die den Betroffenen entweder während einer befristeten Lebensphase, ausnahmsweise aber auch lebenslang begleitet.

Wodurch werden Anfälle ausgelöst?

Bei entsprechender Veranlagung (Disposition, siehe Seite 62) können unterschiedliche Reize, die auf das Gehirn einwirken, epileptische Anfälle auslösen. Wir unterscheiden dabei unspezifische, allgemeine Reizfaktoren (zum Beispiel Hyperventilation) und spezifische, besondere Reize (zum Beispiel Flackerlicht, siehe Seite 53 f.). Außer solchen Reizen, die für sich genommen ja nicht krankhafter Natur sind, können auch kurzfristige gesundheitliche Störungen (oder zumindest Belastungen) epileptische Anfälle auslösen. Dabei kann es sich um ein einmaliges, in der Folgezeit nie mehr auftretendes Ereignis handeln, oder es kommt mehrmals im Leben oder in einer bestimmten Lebensphase zu einem Anfall – jeweils gebunden an den entsprechenden Auslösungsmechanismus, an eine bestimmte Situation bzw. eine bestimmte Gelegenheit. Wir sprechen deshalb auch von Gelegenheitsanfällen. Eine Epilepsie liegt in diesen Fällen nicht vor, da diese Anfälle nicht spontan, also nicht ohne einen erkennbaren Auslöser auftreten. Solche Gelegenheitsanfälle sind zum Beispiel:

● **Fieberkrämpfe**

Sie sind häufig – etwa 3 Prozent aller Menschen erleiden zumindest einmal im Kindesalter einen epileptischen Anfall bei Fieber. Der Anfall ereignet sich meist bei Fieberanstieg, überwiegend innerhalb der ersten zwei Tage im Rahmen eines Infektes. Das typische Erkrankungsalter für Fieberkrämpfe liegt zwischen dem 6. Lebensmonat und dem 6. Lebensjahr, die Hälfte aller Fieberkrämpfe ereignet sich im 2. Lebensjahr; Jungen sind etwas häufiger betroffen als Mädchen. Das Anfallbild entspricht meist dem eines Grand-mal-Anfalls (siehe Seite 32), häufig dauert ein Fieberkrampf aber länger (zum Beispiel 5 bis 10 Minuten) als ein »normaler«, nicht mit Fieber verbundener Grand-mal-Anfall (2 bis 4 Minuten). Das Risiko, nach einem ersten Fieberkrampf weitere Anfälle bei Fieber im Kleinkindesalter zu bekommen, liegt bei 30 bis 40 Prozent. Das Risiko, dass *einfache* Fieberkrämpfe später, eventuell auch erst nach der Kleinkinderzeit, in eine »echte Epilepsie« übergehen, dass es also ohne Auslösung durch Fieber zu wiederkehrenden epileptischen Anfällen kommt, liegt bei 2 bis 4 Prozent; bei *komplizierten* Fieberkrämpfen (zum Beispiel ungewöhnlich lang dauernde Anfälle, mehr als vier Fieberkrämpfe insgesamt, einseitige Anfälle) beträgt das Risiko sogar knapp 15 Prozent.

● **Anfälle bei Hirnverletzungen**

Kommt es innerhalb von Sekunden oder wenigen Minuten nach einem Unfall mit Gehirnverletzung zu einem einmaligen Anfall, so liegt ein unfallbedingter (traumatischer) Gelegenheitsanfall vor. Kommt es allerdings Wochen, Monate oder – seltener – Jahre nach einem Unfall zu immer wiederkehrenden epileptischen Anfällen, so handelt es sich nicht mehr um Gelegenheitsanfälle, sondern um eine »echte« traumatische Epilepsie im Sinne einer symptomatischen Epilepsie. Ein traumatischer Gelegenheitsanfall erhöht nicht das Risiko, später an einer traumatischen Epilepsie zu erkranken. Auch Stromunfälle (»elektrischer Schlag«) können zu »unfallbedingten« Gelegenheitsanfällen führen.

● **Stoffwechselbedingte Gelegenheitsanfälle**

Sie können durch Unterzuckerung, Calciummangel, Vitamin-B6-Mangel und schwere Nieren- oder Leberstörungen hervorgerufen werden.

● »Alkoholkrämpfe«

Bei älteren Kindern und insbesondere Jugendlichen können Gelegenheitsanfälle vor allem im Zusammenhang mit Alkoholgenuss auftreten. Alkohol ist ein Krampfgift und kann, je nach Dosis und Veranlagung, epileptische Anfälle auslösen – insbesondere bei Alkoholexzess (Alkohol im Übermaß) oder bei Alkoholentzug.

● Übermäßige Belastung

Im Allgemeinen werden körperliche oder auch seelische Belastungen als »Anfallauslöser« überschätzt; aber in Ausnahmefällen können sie bei entsprechender Veranlagung zu Gelegenheitsanfällen führen – zum Beispiel bei schwerer Allgemeinerkrankung, bei extremer (»ungesunder«) körperlicher Belastung, bei einem seelischen Schock-Erlebnis oder bei ausgeprägtem Schlafentzug.

Gelegenheitsanfälle können bei allen Menschen auftreten, auch bei denen, die bisher noch nie einen epileptischen Anfall erlitten haben. Epilepsiekranke haben verständlicherweise ein erhöhtes Risiko, bei den oben genannten Gelegenheiten zusätzliche Anfälle zu erleiden. Dies trifft insbesondere für die »Gelegenheiten« Fieber, Schlafentzug und Alkohol zu.

Wodurch werden Epilepsien verursacht?

Sehr viele epileptische Anfälle bzw. Epilepsien müssen als Symptome angesehen werden, also als Krankheitszeichen einer zu Grunde liegenden organischen Störung des Gehirns. Dies bedeutet, dass zum Beispiel bei Ihrem epilepsiekranken Kind möglicherweise nicht die Epilepsie die eigentliche, die primäre Erkrankung ist – sie stellt »lediglich« eine Auswirkung, eben ein Symptom der Grunderkrankung dar. Solche Epilepsien, bei denen eine Grunderkrankung nachweisbar ist, nennen wir *symptomatische* Epilepsien. Wird eine solche »primäre« organische Erkrankung lediglich vermutet, der objektive Nachweis ist jedoch – noch – nicht gelungen, so sprechen wir von einer *kryptogenen* Epilepsie (kryptisch: unklar, schwer zu deuten).

Liegt dagegen eine Epilepsie vor, für die eine Grunderkrankung nicht nachweisbar ist und auch nicht vermutet wird, sondern die in erster Linie auf einer Veranlagung (man spricht von Disposition) beruht, und von einem unbekannten oder unbedeutenden Außenfaktor »angestoßen« wurde, so sprechen wir von einer *idiopathischen* Epilepsie.

Symptomatische Epilepsien

Die Ursachen symptomatischer Epilepsien können prozesshafter (d. h. sich verändernder, verschlimmernder) Art oder stationärer (d. h. sich nicht verändernder) Art sein. Zu den prozesshaften hirnorganischen Erkrankungen, die (neben anderen Symptomen) mit epileptischen Anfällen einhergehen können, gehören zum Beispiel die Hirntumoren. Solche Tumoren können angeboren sein oder auch erst im Verlauf der Zeit entstehen, sie können gutartig oder bösartig sein. Je nach Sitz des Hirntumors sind die klinischen Symptome sehr unterschiedlich: ein Tumor, der zum Beispiel im Bereich des Sehzentrums, im Hinterhauptslappen, sitzt, wird möglicherweise zu Sehstörungen führen; ein Tumor, der den Fluss des Gehirnwassers beeinträchtigt, führt – durch die Druckerhöhung des »aufgestauten« Hirnwassers – zu immer wiederkehrenden Kopfschmerzen.

Im Kindesalter sind Hirntumore als Ursache einer Epilepsie sehr selten; lediglich 0,5 bis 1 Prozent aller anfallkranken Kinder sind davon betroffen. Die Häufigkeit wächst mit zunehmendem Alter – im jugendlichen Alter ist sie höher als im frühen Kindesalter.

Die epileptischen Anfälle, die als Zeichen eines Hirntumors auftreten können, sind in ihrer Intensität, ihrer Häufigkeit und in ihrem Erscheinungsbild ebenfalls abhängig von dem Sitz des Tumors; so führt zum Beispiel ein Tumor im Schläfenlappen häufig zu partial-komplexen Anfällen (siehe Seite 34), ein Tumor im Bereich des Riechhirns wird eventuell zu elementar-fokalen Anfällen mit Geruchsstörungen führen (siehe Seite 28), ein Tumor, der in dem Hirnbereich liegt, der für die willkürliche Motorik verantwortlich ist, wird möglicherweise fokale motorische Anfälle zur Folge haben.

Andere prozesshafte hirnorganische Störungen, die mit epileptischen Anfällen einhergehen können, sind zum Beispiel angeborene Stoffwechselstörungen, chronische Entzündungen oder Durchblutungsstörungen – Letztere kommen allerdings weniger im Kindes-, sondern eher im Erwachsenenalter als Ursache für eine Epilepsie in Frage.

Häufiger sind symptomatische Epilepsien jedoch Folge einer Erkrankung (oder Störung), die zum Zeitpunkt des Auftretens der ersten epileptischen Anfälle bereits abgeschlossen (stationär) ist, sich also auch nicht mehr verändert. Die Epilepsie ist dann gewissermaßen ein »Überbleibsel«, ein Rest, ein übrig gebliebener Defekt dieser bereits beendeten primären Störung im Gehirn. (»Rest« heißt lateinisch »residuum« – man spricht deshalb auch von »Residual-Epilepsien«). Je nach dem Zeitpunkt, zu dem diese Störung auftritt, die später zum Anlass der Epilepsie werden wird, unterscheidet man prä-natale (vorgeburtliche), peri-natale (um den Zeitpunkt der Geburt verursachte) und post-natale (nachgeburtliche) Residual-Epilepsien.

● Prä-natale Residual-Epilepsien sind zum Beispiel Infektionen des Nervensystems beim ungeborenen Kind (zum Beispiel Röteln in den ersten 3 Schwangerschaftsmonaten), Hirnverletzungen (Sturz oder Autounfall der schwangeren Mutter), angeborene Fehlbildungen des Gehirns (zum Beispiel mangelhafte Ausbildung bestimmter Hirnteile, fehlerhafte Anordnung von Hirnrindenschichten, Störungen in der Gefäßausbildung) oder mangelhafte Blutversorgung des Ungeborenen über einen unzureichenden Mutterkuchen (dadurch Unterversorgung der Organsysteme, auch des Gehirns).

● Peri-natale Hirnschädigungen, also solche, die zwischen Geburtsbeginn und dem Ende der 4. Lebenswoche entstehen, haben ihre mögliche Ursache in einer Hirnblutung (zum Beispiel bei komplizierter Geburt oder bei einer Frühgeburt), im Sauerstoffmangel während des Geburtsvorganges oder in einer »Gelbsucht« in den ersten Lebenstagen (zum Beispiel durch Blutgruppen-Unverträglichkeit zwischen Mutter und Kind; dabei wird das in zu großer Menge anfallende gelbe Blutfarbstoff-Abbauprodukt unter anderem in den Gehirnzellen abgelagert und führt zu einer Vergiftung der Nervenzellen); auch Infektionen des Gehirns oder der

Hirnhäute in der Neugeborenenzeit können zu einer dauerhaften Schädigung von Gehirnzellen führen, die dann später für eine Epilepsie verantwortlich sein kann.

● Post-natale Residual-Epilepsien haben ihre Ursache in Gehirnerkrankungen, die nach der 4. Lebenswoche abgelaufen und mit einem »Defekt« abgeheilt sind (Infektionen, Unfälle, Vergiftungen).

Etwa 40 Prozent aller Epilepsien des Kindesalters sind Residualepilepsien. Von ihrem Erscheinungsbild her sind die epileptischen Anfälle im Rahmen einer solchen symptomatischen Epilepsie überwiegend fokal oder sekundär-generalisiert. Auch die Epilepsien mit BNS-Anfällen (siehe Seite 42 f.) und das Lennox-Gastaut-Syndrom (siehe Seite 43 f.) gehören in den allermeisten Fällen zu den symptomatischen Residual-Epilepsien.

Idiopathische Epilepsien

Idiopathische Epilepsien sind Epilepsien »aus sich selbst heraus«, d. h., sie sind nicht Folge einer nachgewiesenen oder vermuteten organischen Hirnschädigung, sondern beruhen vorwiegend auf einer Disposition, einer (endogenen) Veranlagung (siehe Seite 62).

Nicht bei jedem Menschen, bei dem eine Veranlagung (zum Beispiel durch ein EEG) nachweisbar ist, kommt es im Verlauf seines Lebens zu epileptischen Anfällen – im Gegenteil: die meisten Menschen mit einer solchen Disposition entwickeln keine Epilepsie (latente Epilepsien, siehe Seite 54 f.).

Mitunter lässt sich bei der Erhebung der Anamnese (siehe Seite 56 ff.) ein auslösendes Moment, ein »Realisationsfaktor« für die Entwicklung einer idiopathischen Epilepsie herausfinden – zum Beispiel Sauerstoffmangel während der Geburt oder eine scheinbar gut überstandene Hirnhautentzündung (wobei es im Einzelfall schwierig oder unmöglich sein kann, den Nachweis für eine solche Auslösung tatsächlich zu führen). In der Mehrzahl der Patientinnen und Patienten mit idiopathischen Epilepsien lässt sich aber kein sicherer oder auch nur wahrscheinlicher Realisationsfaktor ausfindig machen. Mitunter sind sowohl die Veranlagung als auch ein exogener Faktor (zum Beispiel eine Hirnverletzung) bei einem Epilepsie-Patienten so deutlich ausgeprägt, dass sich bei der Ursachenfindung nicht mehr entscheiden lässt, ob nun der Veranlagung oder dem Realisationsfaktor die größere Bedeutung bei der Epilepsie-Entstehung zukommt. Ist jedoch die Veranlagung der alleinige oder ganz überwiegende Verursacher, so können wir von einer idiopathischen Epilepsie sprechen.

Idiopathische Epilepsien können fokal sein (zum Beispiel Rolando-Epilepsie) oder generalisiert (zum Beispiel Pyknolepsie oder Aufwach-Grand-mal-Epilepsie).

Welche Möglichkeiten der Behandlung gibt es?

Bei der Behandlung von Epilepsien oder epileptischen Anfällen unterscheiden wir zwischen der Akut-Therapie, die die Beendigung eines Anfalls zum Ziel hat, und der Langzeit-Behandlung, die verhindern soll, dass es bei Ihrem Kind künftig zu Anfällen kommt; diese Langzeit-Behandlung hat also vorbeugenden Charakter.

Die Akut-Therapie

Im Allgemeinen hört ein epileptischer Anfall nach einer bestimmten Zeit von selbst (spontan) auf, das epileptische Geschehen begrenzt sich gewissermaßen selbst. Aus Erfahrung werden Sie vielleicht wissen, dass die meisten Anfälle Ihres Kindes Sekunden (zum Beispiel Absencen) bis wenige Minuten (d.h. 1 bis 3) dauern (zum Beispiel partial-komplexer Anfall, Grand-mal-Anfall). Wegen dieser meist eintretenden »Spontanheilung« des einzelnen Anfalls ist in aller Regel ein therapeutisches, den Anfall beendendes Eingreifen nicht erforderlich.

Wenn ein Grand-mal-Anfall länger als 2 bis 3 Minuten dauert, so sollte versucht werden, ihn mit Medikamenten zu beenden. Dieser Versuch ist vor allem deshalb notwendig, weil ein über die übliche Zeit (von 1 bis 3 Minuten) andauernder Grand-mal-Anfall in einen Grand-mal-Status übergehen kann (siehe Seite 35), der für das Kind lebensgefährlich sein oder zu einem bleibenden Hirnschaden führen kann.

Die Akut-Behandlung mit Medikamenten

Eine medikamentöse Anfallunterbrechung ist in den meisten Fällen auch durch den Laien möglich, d. h., Sie können als Eltern Ihrem Kind in dieser Situation aktiv helfen. Mithilfe einer Rektiole, eines kleinen Klistiers, verabreichen Sie ein krampflösendes Medikament (z.B. Diazepam) durch den After in den Darm, was meist dazu führt, dass der Anfall innerhalb kürzester Zeit (meist nach 1 ½ bis 3 Minuten) unterbrochen wird. Solche Rektiolen sollten Sie möglichst immer bei sich haben. Auch so genannte kleine Anfälle (zum Beispiel Absencen, partial-komplexe oder elementar-fokale Anfälle) können länger als üblich andauern bzw. in einen Status, also einen Daueranfall übergehen. Auch diesen Zustand können Sie durch die Anwendung von Rektiolen meist unterbrechen; allerdings ist eine rasche Unterbrechung hier nicht so vordringlich wie beim verlängerten Grand-mal-Anfall, da selbst bei stundenlanger Dauer »kleiner Anfälle« für das Kind keine Lebensgefahr besteht und keine bleibenden Hirnschädigungen zu befürchten sind.

Begleitende Maßnahmen

Neben einer eventuellen medikamentösen Behandlung (Rektiole durch die Eltern oder andere Menschen, Rektiole oder Injektion durch den Arzt) sind begleitende, helfende Maßnahmen während des Anfallgeschehens erforderlich. Insbesondere sollten Sie dabei verhindern, dass Ihr Kind durch die Auswirkungen des Anfallgeschehens Schaden nimmt: Eine Absence im Straßenverkehr oder beim Schwimmen, ein partial-komplexer Anfall bei sportlicher Betätigung, ein Grand-mal-Anfall mit Sturz und anschließend heftigen Zuckungen (bei denen der Kopf und die Gliedmaßen womöglich gegen harte Kanten und Gegenstände stoßen) können Ihre Tochter oder Ihren Sohn mehr in Gefahr bringen als das eigentliche Anfallgeschehen. Die notwendigen helfenden Maßnahmen sind also unterschiedlich, je nach der Situation, in der sich der Anfall ereignet.

Die folgende Aufstellung fasst die Hilfen zusammen, die Sie auch als Mutter, Vater, Lehrerin oder Lehrer einem Kind beim Auftreten eines Anfallgeschehens (gemeint ist hier vor allem der Grand-mal-Anfall) geben können:

- Falls sich der Anfall kurz vorher ankündigt (Aura, siehe Seite 33), legen Sie das Kind flach auf das Bett oder den Boden und lockern Sie seine Kleidung, besonders am Hals;

- bringen Sie das Kind aus einer möglichen Gefahrenzone heraus (zum Beispiel Straßenverkehr, Wasser, scharfe Gegenstände und Kanten); dies gilt selbstverständlich auch bei »kleinen« Anfällen (zum Beispiel Absencen, partial-komplexe Anfälle);
- warten Sie dann besonnen den Ablauf des Anfalls ab und beobachten Sie das Kind genau. Je sorgfältiger Sie später dem Arzt Angaben über das Bild und die Dauer des Anfalls machen können, desto gezielter wird er Ihrem Kind mit seiner Behandlung helfen können (siehe Seite 56 ff.);
- falls Ihrem Kind viel Speichel aus dem Mund fließt, drehen Sie seinen Kopf nach einer Seite, damit es sich nicht verschluckt. Gelegentlich kommt es während des Anfalls oder unmittelbar danach zu Erbrechen; in diesen Fällen ist es günstig, nicht nur den Kopf des Kindes nach einer Seite zu drehen, sondern den ganzen Körper in eine stabile Seitenlage zu bringen, falls dies ohne Mühe gelingt (auf keinen Fall Gewalt anwenden!);
- nach dem Anfall ist das Kind meist schlaff und längere Zeit nicht oder nur mit Mühe ansprechbar; oft fällt es auch in einen tiefen Schlaf. Lassen Sie es dann völlig zufrieden, damit es sich erholen kann. Manchmal ist es nach dem Anfall sehr unruhig; diesen Zustand sollten Sie ebenfalls geduldig abwarten; auch in dieser Situation sollten Sie das Kind nicht mit Gewalt festhalten, sondern es beruhigend begleiten.

Was Sie bei einem Anfall auf keinen Fall tun sollten

- Im Anfall auftretende Verkrampfungen der Arme und Beine mit Gewalt lösen;
- zuckende Gliedmaßen mit Gewalt festhalten;
- die verkrampften Kiefer mit Gewalt oder harten Gegenständen auseinander zwingen – auch dann nicht, wenn es zum Zungenbiss und dadurch zu einer Blutung gekommen ist;
- das Kind mit Wasser übergießen oder versuchen, es zu beatmen;
- das Kind nach dem Anfall durch Schütteln, Klopfen, Riechmittel oder andere Wiederbelebungsmaßnahmen zu erwecken versuchen.

Die Langzeitbehandlung

Es gibt durchaus Epilepsien, die spontan, d.h. ohne gezielte Therapie, ausheilen. Die jedoch immer wieder von unerfahrenen oder falsch informierten Menschen geäußerten Meinungen, dass die meisten Epilepsien nach kurzer Zeit ohnehin wieder verschwänden, dass epileptische Anfälle nach der Pubertät oder nach der Heirat (!) ohnehin aufhörten und dass Anfälle auch eine günstige Wirkung auf Gehirnleistungen aufweisen würden (»positive Ventilfunktion«!) – diese Meinungen sind in ihrer verallgemeinernden Aussage nicht nur falsch, sondern auch gefährlich!

Nach einem einzigen Anfall oder nach wenigen Anfällen in größeren zeitlichen Abständen braucht in der Regel keine Langzeitbehandlung eingeleitet zu werden; treten bei Ihrem Kind aber immer wieder epileptische Anfälle auf, so ist eine Langzeitbehandlung vor allem aus folgenden Gründen notwendig:

● Die Aussage, dass jeder einzelne Anfall das Auftreten eines nächsten Anfalls begünstigt, ist in dieser Strenge zwar nicht richtig, aber wir wissen, dass immer wieder auftretende Anfälle ein Gehirn im Verlauf der Zeit »anfallbereiter« machen können. Deshalb ist es wichtig, dass auf eine früh erkannte Epilepsie auch eine Frühbehandlung erfolgt.

● Oft treten zu so genannten kleinen Anfällen später große Anfälle hinzu – gelegentlich geschieht dies erst viele Monate oder gar Jahre nach Epilepsiebeginn und insbesondere dann, wenn die kleinen Anfälle unbehandelt bleiben. Deshalb ist auch die Behandlung der kleinen Anfälle wichtig.

● Da die meisten Anfälle ohne Vorwarnung auftreten, ist Ihr Kind bei Anfällen, die mit Bewusstlosigkeit, Umdämmerung, Gleichgewichtsstörungen oder Stürzen verbunden sind, sehr unfallgefährdet – zum Beispiel beim Klettern, im Straßenverkehr, beim Radfahren, auf Treppen, in der Badewanne oder beim Schwimmen. Deshalb kann schon eine kurze Absence von nur wenigen Sekunden für Ihr Kind eine große Gefahr darstellen.

● In der Regel tritt durch die epileptischen Anfälle selbst – gleichgültig, ob es sich um kleine oder große Anfälle handelt – keine Schädigung der Hirnzellen ein. Nur bei einer großen Zahl von Krampfanfällen (Grand-mal-Anfälle), insbesondere wenn sie in Form eines Status, also länger andauernd auftreten, kann es als Folge von Sauerstoffmangel und anderen Störungen zum Untergang von Hirnzellen kommen (siehe Seite 35). Wenn Sie Ihr Kind frühzeitig richtig behandeln lassen, kann gerade dieses Risiko länger dauernder Anfälle erheblich vermindert werden.

Vor der Einleitung einer medikamentösen Langzeittherapie muss immer geprüft werden, ob die ursprüngliche Störung, die für die epileptischen Anfälle verantwortlich ist, beseitigt oder zumindest gemildert werden kann. Es wäre zum Beispiel ein grober Fehler, wenn eine durch einen Hirntumor bedingte Epilepsie mit einem anfallhemmenden Medikament angegangen würde (was zu Beginn eventuell sogar Erfolg haben könnte!), statt die eigentliche Ursache (eben den Hirntumor) operativ zu entfernen!

In der Epilepsie-Therapie sind diese so genannten *kausalen* Therapien allerdings selten; meist ist die Behandlung *symptomatisch*, d. h., es wird das Symptom (also das Anfallgeschehen) behandelt, da die ursprüngliche Störung nicht bekannt oder nicht behandelbar ist – zum Beispiel bei idiopathischen und Residual-Epilepsien (siehe Seite 75 ff.). Aber auch wenn die Ursache der Epilepsie nicht beseitigt werden kann, ist doch durch eine konsequente symptomatische Behandlung die Ausheilung der Epilepsie in vielen Fällen möglich.

Die Langzeittherapie mit Medikamenten

Die gegen die Epilepsie gerichtete Langzeitbehandlung wird in erster Linie mit Medikamenten durchgeführt. Heute steht uns eine Palette von rund 15 bis 20 anfallhemmenden Substanzen zur Verfügung, mit deren Hilfe die Anfallbereitschaft Ihres Kindes gemindert werden kann, die Anfälle ganz oder zumindest teilweise unterdrückt und die Epilepsie möglicherweise völlig ausgeheilt werden kann. Es erfordert viel ärztliche, speziell »epileptologische« Erfahrung zu entscheiden, welches Medikament bei welchem Kind mit welcher Epilepsieform eingesetzt werden soll.

● **Tab. 1: Welche Medikamente eignen sich am besten bei welcher Epilepsieform?**

Epilepsieformen	Medikamente der ersten Wahl
BNS-Anfälle (S. 42 f.)	Vigabatrin, Valproat, Nebennie-renrindenhormone
Lennox-Gastaut-Syndrom (S. 43 f.)	Valproat, Ethosuximid, Lamotrigin
Aufwach-Grand-mal-Epilepsie (S. 41 f.)	Valproat, Phenobarbital
Pyknolepsie (S. 37 f.)	Valproat, Ethosuximid
Fokale symptomatische Epilepsien (S. 49 ff.)	Carbamazepin, Phenytoin, Valproat
Rolando-Epilepsie (S. 46 f.)	Sultiam, Clobazam

Eine Therapie mit Medikamenten kann durchaus einfach und nahezu problemlos sein; in vielen Fällen gestaltet sie sich jedoch schwierig, mitunter auch problemhaft – besonders dann, wenn das erste »bewährte« Medikament erfolglos bleibt und ggf. mehrere Medikamente gleichzeitig zum Einsatz kommen müssen. Ihr Haus- bzw. Kinderarzt ist deshalb gut beraten, wenn er in diesen Fällen einen erfahrenen Spezialisten mit in die Therapie einschaltet, am besten einen »pädiatrischen Epileptologen«, also einen Kinderarzt, der eine spezielle Ausbildung in Bezug auf Epilepsien erhalten hat.

In der Regel muss Ihr Kind die Medikamente über mehrere Jahre regelmäßig einnehmen, d.h. ein-, zwei- oder dreimal pro Tag – je nach Medikament und Epilepsieform. Zunächst wird eine »Anfallfreiheit mit Medikament« angestrebt, später dann die »Anfallfreiheit ohne Medikament«. Es gibt Epilepsieformen, bei denen eine zweijährige Medikamenteneinnahme ausreichen kann, um die Krankheit auszuheilen (zum Beispiel Rolando-Epilepsie); in anderen Fällen müssen die Medikamente drei, fünf oder zehn Jahre und länger eingenommen werden. Gelegentlich, vor allem bei Epilepsien, die aufgrund schwerer Hirnschädigungen bestehen, muss die Medikamenteneinnahme lebenslang erfolgen.

Wie bei allen Medikamenten, so können natürlich auch bei den Antiepileptika, also bei den Mitteln gegen die Epilepsie, unerwünschte Wirkungen, also Nebenwirkungen, auftreten. Ernste oder gar lebensgefährliche Nebenwirkungen sind glücklicherweise sehr selten. Trotzdem sollten Sie Ihr Kind während der Behandlung regelmäßig untersuchen lassen. Diese Kontrolluntersuchungen müssen verständlicherweise am Beginn einer Behandlung häufiger durchgeführt werden als im weiteren Verlauf der Therapie.

Nebenwirkungen können sowohl den körperlichen (somatischen, organischen) als auch den psychischen Bereich betreffen. An körperlichen Nebenwirkungen können zum Beispiel allergischer Hautausschlag, Gewichtsänderungen, Haarausfall, Zittern, Leberstörungen (selten!) oder Blutbildveränderungen auftreten; psychische Nebenwirkungen können in Müdigkeit, Schlafstörungen, Unruhezuständen, Aggressivität oder Konzentrationsschwäche bestehen.

Um auch seltene Nebenwirkungen möglichst rasch zu erkennen, sollten Sie Ihr Kind während der gesamten Behandlungsdauer regelmäßig ärztlich überwachen lassen.

Für die Entdeckung von Medikamenten-Nebenwirkungen sind nicht nur die klinischen und labor-chemischen Untersuchungen durch den Arzt wichtig. Auch die Angaben Ihres Kindes selbst sowie Ihre eigenen Beobachtungen und auch die der anderen Personen, die mit dem Kind regelmäßig zusammen sind (zum Beispiel Erzieher, Lehrerinnen), müssen hier gehört werden. Dies gilt nicht zuletzt für eventuelle Nebenwirkungen im psychischen Bereich.

Mithilfe einer sorgfältig durchgeführten und gut begleiteten medikamentösen Therapie gelingt es heute, bei etwa 60 Prozent aller anfallkranken Kinder und Jugendlichen Anfallfreiheit zu erzielen; in weiteren 20 Prozent können die Anfälle so weit gebessert werden, dass die Patienten ihren gewohnten Alltag (eventuell mit einigen Einschränkungen) gut bewältigen können. Bei weiteren 20 Prozent ist eine Besserung der Anfälle mit den derzeitigen Medikamenten nicht möglich; diese Patienten werden in Bezug auf eine medikamentöse Behandlung im Fachjargon als therapieresistent bezeichnet.

Die Operation

In den letzten zwei Jahrzehnten hat die Epilepsie-Chirurgie ganz entscheidende Fortschritte gemacht. Eine Operation kommt aber prinzipiell nur unter folgenden Voraussetzungen in Frage:

- Es liegt eine fokale, also herdförmige Epilepsie vor (siehe Seite 44 ff.).
- Bei eingehenden, mehrfach wiederholten Untersuchungen muss sich herausstellen, dass alle Anfälle des Kindes immer von derselben Stelle im Gehirn ihren Ausgang nehmen (es darf sich also nicht um eine Epilepsie mit »mehreren Anfallherden« handeln).
- Eine befriedigende Behandlung mit Medikamenten gelingt nicht.
- Die Anfälle führen zu einer entscheidenden Verschlechterung der Lebensqualität des Kindes – oder anders ausgedrückt: Eine Beseitigung der Anfälle würde zu einer entscheidenden Verbesserung der Lebenssituation des Kindes führen.
- Das Risiko eines »Defekts« durch den operativen Eingriff muss gering sein.
- Die Operation wird vom Kind (so weit möglich) und den Eltern nachdrücklich gewünscht.

Es versteht sich von selbst, dass ein chirurgischer Eingriff nur nach sehr sorgfältigen Untersuchungen erwogen und vorgenommen werden sollte. Diese Untersuchungen Ihres Kindes (insbesondere komplizierte EEG-Ableitungen, bildgebende Verfahren) müssen an spezialisierten Kliniken bzw. Zentren durchgeführt werden. Oft sind diese Untersuchungen vor dem chirurgischen Eingriff für Kinder und Eltern aufwändiger und mitunter belastender als die Operation selbst. Andererseits können gerade in verzweifelten Fällen durch die Epilepsie-Chirurgie oft erstaunlich günstige Ergebnisse erzielt werden.

Eine Altersbegrenzung nach unten gibt es für einen solchen Eingriff nicht – auch Säuglinge können bereits operiert werden; ja, die Operationsergebnisse scheinen umso günstiger zu sein, je jünger die Patientinnen und Patienten sind. Allerdings kommen für eine Operation zur Zeit nur etwa 3 bis 5 Prozent aller Epilepsie-Patienten in Frage.

Alternative Behandlungsmethoden

Alternative Behandlungsmethoden sind solche, die statt der allgemein üblichen und anerkannten Methoden, also insbesondere an Stelle von Medikamenten und Operationen eingesetzt werden. Mit ihnen erhoffen viele Menschen vor allem, tatsächliche oder vermutete Nebenwirkungen der medikamentösen Behandlung zu vermeiden und dennoch zumindest dieselbe Wirkung gegen epileptische Anfälle zu erzielen.

Es muss betont werden, dass es bei Epilepsien derzeit keine alternative Behandlungsmethode gibt, die den herkömmlichen und allgemein anerkannten Therapiemöglichkeiten gleichwertig oder gar überlegen wäre.

Die Akupunktur.   Sie ist nicht in der Lage, die Anfallsituation bei epilepsiekranken Kindern zu verbessern.

Die Bio-feed-back-Methode.   Hierbei soll die Patientin oder der Patient lernen, durch Selbstkontrolle die sich ankündigenden Anfälle zu unterdrücken bzw. die Anfallbereitschaft prinzipiell zu senken. Diese Methode hat sich bei der Epilepsiebehandlung bisher jedoch nicht als ausreichend wirksam erwiesen. Bei älteren Kindern und Jugendlichen kann diese Behandlungsmethode allenfalls als unterstützende Maßnahme bei gleichzeitiger medikamentöser Therapie angesehen werden.

Die ketogene Diät.   Hier wird durch eine äußerst fettreiche Nahrung versucht, den Stoffwechsel insgesamt »anzusäuern«. Sie kann bei schwer verlaufenden Epilepsien gelegentlich eine unterstützende Hilfe bringen. Es ist schon lange Zeit bekannt, dass ein »saurer Stoffwechsel« anfallhemmend wirken kann; eine solche Ansäuerung könnte beispielsweise auch – was aber keineswegs sinnvoll ist! – durch extremes Fasten erzielt werden. (»Diese Art kann durch nichts ausfahren als durch Beten und Fasten«, heißt es im Markus-Evangelium nach dem Bericht über die Heilung des ›mondsüchtigen‹ Knaben – siehe Seite 16.) Das langfristige Einhalten der sehr einseitigen ketogenen Diät ist für alle Beteiligten schwierig; hinzu kommt, dass diese scheinbar »natürliche« Behandlung reich an Nebenwirkungen und Risiken ist. Wenn überhaupt, so sollten Sie diese

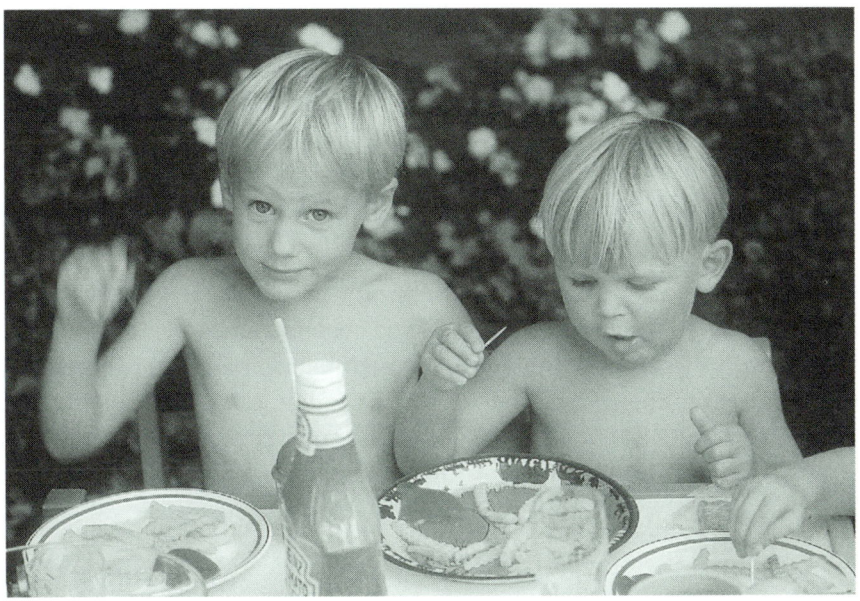

Gute Nachricht für Kinder: Auf ihre Lieblingsspeise brauchen sie in aller Regel nicht zu verzichten.

Behandlung nur unter Begleitung eines in dieser Diät erfahrenen Arztes und möglichst mithilfe einer Diät-Assistentin durchführen.

So genannte Außenseitermethoden. Dazu gehören zum Beispiel Kuren mit homöopathischen Mitteln, Pflanzenpräparate (zum Beispiel Bach-Blüten, Mistel-Beeren), Frisch- und Trockenzellen, Spritzen, Geheimpulver oder Anwendung von Magnetisierungs- und Bioresonanz-Verfahren. Sie bringen keinerlei Besserung – im Gegenteil: Durch das möglicherweise gleichzeitige Weglassen der anfallhemmenden Medikamente kann es zu einer drastischen Verschlechterung der Anfallsituation bis hin zur Entwicklung eines lebensgefährlichen Grand-mal-Status kommen!

Eigenverantwortliche Maßnahmen

Die Behandlung einer Krankheit darf und kann sich nicht in der Verordnung von Medikamenten oder in einem operativen Eingriff erschöpfen. Die Patienten bzw. die Menschen, die für sie Sorge tragen, können auch selbst etwas zur Verbesserung der Krankheit beitragen und damit die ärztlich-medizinischen Maßnahmen wesentlich unterstützen. Eine solche »Mit-Therapie« durch den Patienten bzw. seine Angehörigen setzt voraus, dass die Krankheit akzeptiert und nicht verleugnet wird. Die größte Hilfe, die Sie als Eltern Ihrem Kind geben können, besteht tatsächlich darin, es mit seiner Epilepsie anzunehmen. Ihr Kind sollte spüren, dass seine Krankheit Ihrer Liebe und Zuneigung keinerlei Abbruch tut. Diese Einstellung ist auch ein Ansporn, zusammen mit dem Arzt oder der Ärztin nach den bestmöglichen Hilfen für das Kind zu suchen.

Auf folgende Punkte müssen Sie während der Behandlungsphase besonders achten:

● Ihr Kind muss die verordneten Medikamente zuverlässig einnehmen – wobei gelegentlich durchaus pädagogischer Druck erforderlich sein kann; denn gerade zu Beginn einer Behandlung sträuben sich manche Kinder gegen die Einnahme von Medikamenten. Mitunter kann es dann hilfreich sein, von Tabletten auf Dragees oder Saft (natürlich mit derselben Wirksubstanz) zu wechseln. Eine Dosierungsschachtel (Tages- oder Wochen-Dossette) ist oft eine große Hilfe.

● In einem Anfallkalender oder einem Anfallbuch sollten Sie oder Ihr Kind genaue Angaben über Häufigkeit, Dauer, Tageszeit und Erscheinungsbild der Anfälle machen, möglichst auch über die Situationen, die eventuell das Auftreten begünstigt haben (z.B. Fieber, Schlafmangel, bei Mädchen Monatsblutung). Auch Auffälligkeiten, die möglicherweise mit dem verordneten Medikament in Zusammenhang stehen (Nebenwirkungen), sollten sorgfältig notiert werden. In den letzten Jahren sind verschiedene »Epilepsie-Tagebücher« erschienen, in denen (Schul-)Kinder und Jugendliche selbst oder mit Hilfe der Eltern Eintragungen vornehmen können (siehe Seite 58/59 und Literaturverzeichnis). So sind Sie und Ihr Kind beim nächsten Arztbesuch besser in der Lage, den Krankheitsverlauf der letzten Wochen und Monate darzustellen, Fragen exakt zu beantworten und sich selbst ein genaueres Bild über die derzeitige Anfallsituation zu machen.

● Es ist unbedingt erforderlich, dass der Arzt – je nach Epilepsieform und Krankheitsverlauf – Ihr Kind in regelmäßigen Abständen sieht, es untersucht, und alle Betroffenen entsprechend dem Verlauf und dem Untersuchungsbefund eingehend berät.

● Alle anfallbegünstigenden Situationen sollten vermieden werden. Neben der medikamentösen Behandlung trägt auch eine gesunde und vernünftige Lebensführung zur Heilung der Epilepsie bei. Ihr Kind sollte sich weder körperlich noch geistig überanstrengen und Faktoren meiden, die im Einzelfall das Auftreten von Anfällen begünstigen können (Störungen des Schlaf-Wach-Rhythmus, Flackerlicht u.a. – siehe Seite 112 ff. und 119 ff.).

Fallbeispiele

Die Krankheitsverläufe

Wir wollen uns im Folgenden ansehen, wie die Langzeitbehandlung bei den Kindern und Jugendlichen verlaufen ist, die wir als Patientinnen und Patienten bereits kennen gelernt haben.

Bei **Sebastian** (siehe Seite 30 f.) hat Dr. Braun die Behandlung mit Vigabatrin (siehe Tabelle Seite 83) begonnen, und erfreut stellten die Eltern schon nach 8 Tagen fest, dass Sebastians Anfälle deutlich seltener wurden. Aber: völlige Anfallfreiheit trat nicht ein, auch als Dr. Braun die Dosis weiter steigerte. Die Zugabe von Valproat – etwa 6 Wochen nach Therapiebeginn – brachte keine entscheidende Verbesserung: Nach wie vor war die Anfallsituation zwar besser als vor der Behandlung, aber die Anfälle ließen sich nicht völlig zum Verschwinden bringen. Auch mit dem EEG war Dr. Braun nicht zufrieden – die Hirnstromkurve war immer noch von zahlreichen »Krampfströmen« durchsetzt, vor allem im Schlaf.

Drei Monate nach Therapiebeginn beschlossen Dr. Braun und Sebastians Eltern, nun doch mit einer »Hormon-Behandlung« zu beginnen. Sehr ausführlich hatte der Arzt mit Herrn und Frau Schulz über die Erfolgschancen der Nebennierenrinden-Hormone bei BNS-Anfällen gesprochen – aber auch über die mitunter schwerwiegenden Nebenwirkungen dieser Substanzen!

Diese Zeit der Hormon-Behandlung war für Sebastian und seine Eltern hart. Ein Teil der von Dr. Braun für möglich gehaltenen Nebenwirkungen trat tatsächlich ein – Sebastians Appetit wuchs ungeheuer, das Kind nahm immer mehr an Gewicht zu, und die Körperproportionen standen nicht mehr miteinander in Einklang. Auch Herz und Kreislauf wurden in Mitleidenschaft gezogen: Dr. Braun musste ein zusätzliches Medikament einsetzen, um den erhöhten Blutdruck Sebastians wieder auf den Normwert abzusenken.

Aber was die Eltern Sebastians kaum für möglich gehalten hatten, geschah: Schon 8 bis 10 Tage nach Beginn der Hormonbehandlung ließen die Anfälle deutlich nach und verschwanden schließlich völlig. Auch das EEG wurde, wie sich Dr. Braun ausdrückte, »ganz sauber« – die Krampfströme hatten sich ganz zurückgebildet!

Die Hormonbehandlung wurde für einige Wochen durchgeführt, in der Dosis dann immer weiter verringert (nachdem sich der Behandlungserfolg eingestellt hatte) und schließlich wieder ganz abgesetzt – von diesem Zeitpunkt an wurde die Therapie nur mit Vigabatrin weitergeführt. Das Übergewicht bildete sich wieder zurück, das Hochdruckmittel konnte wieder abgesetzt werden – und Sebastian blieb anfallfrei!

Die Freude in der Familie Schulz war groß, auch wenn sich allmählich abzeichnete, dass die allgemeine Entwicklung Sebastians doch immer deutlicher hinter der seiner Altersgenossen zurückblieb. Die Hirnschädigung, als deren Ursache inzwischen weitere Untersuchungen eine Anlagestörung des Gehirns aufgedeckt hatten, war doch zu ausgeprägt.

Annettes Behandlung (siehe Seite 31) verlief ganz anders. Schon wenige Tage nach Einnahme der ersten Dragees (Dr. Braun hatte ein Ethosuximid-Medikament für Annette ausgesucht) ließen die Absencen deutlich nach, und nach 10 Tagen waren sie völlig verschwunden. Das Mädchen vertrug die Substanz sehr gut, anfängliche Magenbeschwerden nach der Medikamenteneinnahme verschwanden wieder, nachdem sich Annette auf Dr. Brauns Rat angewöhnt hatte, die Dragees nicht mehr mit Sprudel, sondern mit Milch einzunehmen. Nach einigen Monaten hatte Annette ihre früheren Absencen fast vergessen – nur die kleinen gelben »Bömbchen«, so hatte Annette ihr Medikament von Anfang an genannt, erinnerten das Mädchen noch zweimal täglich an ihre Epilepsie.

Bei **Rainer** hatten die Ärzte im Krankenhaus nach dem ersten Anfall in München (siehe Seite 38 ff.) eine medikamentöse Behandlung noch nicht für erforderlich gehalten.

»Wir wissen ja«, hatte der Stationsarzt zu Rainer gesagt, »dass du eine Anfallbereitschaft hast. Das hat uns dein Anfall vor einigen Tagen deutlich gezeigt; aber wir wissen das auch durch das EEG, das wir jetzt schon zweimal bei dir gemacht haben. Dort sieht man nämlich immer wieder – besonders, wenn du müde bist – so genannte Krampfströme! Wenn jemand solche Krampfströme im EEG hat, wenn also eine solche ›innere‹ Anfallneigung vorliegt, und es kommen ›äußere‹ Auslösungsfaktoren hinzu, dann kann das zu einem epileptischen Anfall führen. Und solche äußeren Faktoren hast du ja zur Genüge gehabt: Zuerst die lange Reise nach München, dann die ungewohnte ›Maß‹ im Hofbräuhaus, das späte Zubettgehen und dann das frühe Aufstehen morgens nach kaum drei Stunden Schlaf – da hat dein anfallbereites Gehirn nicht mehr mitgemacht und mit einem Grand mal reagiert. Wenn du solche Belastungen, insbesondere die Kombination aus Schlafmangel und Alkoholgenuss, in Zukunft vermeidest, kann es sein, dass trotz deiner Anfallbereitschaft kein Anfall mehr auftritt!«

Rainer war froh, dass er keine »Chemie« schlucken musste und hielt sich an die Empfehlungen der Ärzte. Aber leider kam es dennoch zu Rückfällen: Ohne dass »Auslösungsfaktoren« erkennbar waren, kam es 6 Wochen nach dem Münchener Ereignis wieder zu einem Anfall, wieder morgens am Frühstückstisch und wieder mit demselben Anfallbild wie in München. Und 2 Wochen später kam der dritte Anfall, dieses Mal morgens im Badezimmer. Rainer fiel dabei mit dem Kopf so unglücklich auf die Klo-Brille, dass er sich eine Platzwunde zuzog, die dann im Krankenhaus genäht werden musste.

»Eine Behandlung ist jetzt unumgänglich geworden, Rainer«, sagte Dr. Braun, den Rainer mit seinen Eltern 2 Tage nach dem Badezimmer-Anfall aufsuchte. »Offensichtlich genügen jetzt Vorsichtsmaßnahmen allein nicht mehr, um die Anfälle zu verhindern, irgendwie hat sich die Anfall-bereitschaft verselbstständigt. Und jetzt müssen wir dem Gehirn mit un-seren Medikamenten helfen, damit es mit dieser Anfallneigung, die da in ihm drinsteckt, besser fertig wird!«

Rainer hatte Glück. Das Medikament, das ihm Dr. Braun aufgeschrieben hatte (Valproat), verhinderte tatsächlich, dass es in der Folgezeit zu wei-teren Anfällen kam. Nur einmal, am Neujahrsmorgen, als Rainer nur we-nige Stunden geschlafen, um Mitternacht zur Begrüßung des Neuen Jah-res ausnahmsweise ein Glas Sekt getrunken und zu allem Unglück im Trubel der Feiertage zweimal hintereinander seine Medikamente ver-gessen hatte – da ist es wieder passiert! Aber das ist eine andere Ge-schichte.

Nach dem ersten nächtlichen Anfall von **Petra** (siehe Seite 45 f.) hatten Petras Eltern das Mädchen 6 Wochen lang in ihrem Schlafzimmer schla-fen lassen, aber zu einem weiteren Anfall war es in dieser Zeit nicht mehr gekommen, und Petra war wieder in ihr eigenes Zimmer »umgezo-gen«. Aber 4 Wochen später kam der zweite Anfall – er war jedoch viel kürzer und weniger ausgeprägt als der erste. Und was besonders wichtig war: Petra hatte dabei viel weniger Angst – wohl vor allem deshalb, weil ihre Eltern bei dem Ereignis selbst ganz gefasst blieben; Mutter nahm Petra in die Arme, sprach ihr beruhigend zu und wischte mehrmals be-hutsam den Speichel ab, der – wie beim ersten Mal – reichlich aus Petras Mund kam. Auch als nach weiteren 2 Monaten ein dritter und wieder 3 Monate später ein vierter Anfall kam, meinte Dr. Braun, dass eine Be-handlung nicht unbedingt erforderlich sei.

»Sehen Sie«, sagte er zu Herrn und Frau Seier, »Sie haben gelernt, mit den Anfällen umzugehen, Petra hat dadurch während des Anfalls selbst keine Angst mehr, und das Kind ist durch die seltenen Anfälle, die ja bei ihr bisher immer nur nachts aus dem Schlaf gekommen sind, nicht gefährdet. Und wir wissen ja, dass diese Anfälle später von ganz alleine aufhören werden. Wenn Sie und Petra einverstanden sind, würde ich hier eher auf eine medikamentöse Behandlung verzichten. Ich meine, dass sich die ›Therapie‹ bei dieser Epilepsie auf den vernünftigen und angstfreien Umgang mit den Anfällen beschränken kann. Selbstverständlich sollten wir mit einem Behandlungsbeginn nicht warten, wenn die Anfälle häufiger werden oder ausgeprägter verlaufen oder wenn sie vielleicht mal aus dem Wachen heraus auftreten sollten.«

Nachdem Petras Eltern zu Hause nochmals ausführlich mit ihrer Tochter gesprochen hatten, beschlossen sie, Dr. Brauns Rat zu folgen und vorerst auf eine Behandlung mit Medikamenten zu verzichten. Und innerhalb von 2 Jahren wurden Petras Anfälle immer seltener und blieben schließlich ganz weg.

Nach **Peters** Anfall, dessen Ablauf Matthias so sorgfältig aufgeschrieben hatte (siehe Seite 48 f.), wechselte Dr. Braun das Medikament (Carbamazepin), das ja auch in höherer Dosierung weitere Anfälle leider nicht verhindert hatte, gegen ein anderes aus. Aber auch dieses zweite und dann ein drittes Medikament und schließlich die gleichzeitige Gabe von zwei Medikamenten miteinander konnten Peters Anfälle nicht verhindern. Im Gegenteil – die Anfallhäufigkeit nahm im Verlauf der Monate eher zu. Peter und seine Eltern waren sehr unglücklich, manchmal auch verzweifelt. Auch Matthias litt mit seinem Bruder mit.

»Kann man Peters Anfälle nicht einfach aus dem Gehirn rausschneiden, Herr Doktor?«, fragte Matthias, als die ganze Familie wieder einmal in Dr. Brauns Sprechzimmer saß; in den Tagen zuvor war es bei Peter zweimal kurz hintereinander zu Anfällen gekommen. Der Arzt sah den Jungen erst lächelnd, dann sehr ernst an. »Ich glaube, du hast da etwas ganz Richtiges gesagt, Matthias. Genau diesen Punkt wollte ich heute ohnehin ansprechen. Ja«, wandte er sich wieder an die ganze Familie, »Ihr Jüngster hat völlig Recht – wir müssen heute ernsthaft über das Thema Operation sprechen.«

Und sehr ausführlich erklärte Dr. Braun Peter und seinen Eltern, was es mit einer »epilepsie-chirurgischen Behandlung« auf sich hat (siehe Seite 85).

Ein halbes Jahr später wurde Peter in der Universitätsklinik operiert. Bei dieser Operation wurde ein Teil des rechten Schläfenlappens entfernt. Zehn Tage nach der Operation war Peter wieder zu Hause, 2 Wochen später ging er wieder zur Schule. Den letzten Anfall hatte Peter 5 Tage vor der Operation erlitten. Er blieb anfallfrei – auch nachdem 2 Jahre nach der Operation das letzte Medikament abgesetzt war.

»Muss man so etwas behandeln?« Die Frage richtete **Jürgen** an Dr. Braun, als er dem Arzt 3 Tage nach seinem »Disko-Anfall« (siehe Seite 51 ff.) gegenübersaß. Jürgen hatte Uschi gebeten, ihn zu Dr. Braun zu begleiten. »Zum einen fühle ich mich in Begleitung sicherer«, hatte er scherzhaft seinen Wunsch begründet, »zum anderen hast du meinen Anfall ja am besten gesehen – ich hab ja von dem ganzen Quatsch kaum was mitbekommen. Da kann ich dem Doktor nicht viel erzählen!«

Uschi war gern mitgekommen und hatte dem Arzt das Geschehen in der Disko in allen Einzelheiten erzählt.

»Ich denke, wir können vorerst auf eine Behandlung mit Medikamenten verzichten«, sagte Dr. Braun. Er wies auf die EEG-Kurve, die vor ihm auf dem Schreibtisch lag. »Wir haben zwar im EEG deine Fotosensibilität bestätigt; damit meine ich deine Neigung, bei intensivem Flackerlicht mit Krampfströmen, wie heute im EEG, oder mit einem Anfall – wie vor ein paar Tagen in der Disko – zu reagieren. Die richtige Konsequenz daraus ist aber eigentlich nicht, gegen diese Fotosensibilität Tabletten einzunehmen, sondern vielmehr mit dieser Eigenschaft im Alltag richtig umzugehen. Das heißt, du musst versuchen, solchen Flackerlicht-Situationen aus dem Weg zu gehen, oder aber, wenn das nicht möglich ist, dich entsprechend vorzusehen, d. h., du musst bestimmte Strategien entwickeln.«

Und sehr genau, mit vielen Alltagsbeispielen, erklärte Dr. Braun den beiden jungen Leuten, wie Jürgen in Zukunft auf seine Fotosensibilität Rücksicht nehmen sollte, und mit welchen Maßnahmen das Risiko eines erneuten »Flackerlicht-Anfalls« verhindert werden könnte (siehe Seite 119 ff.).

Anfälle traten bei Jürgen nicht mehr auf. Und nach einigen Jahren war auch die Fotosensibilität in Jürgens EEG nahezu völlig verschwunden.

(Die weiteren Entwicklungen dieser Patientinnen und Patienten siehe ab Seite 124 ff.)

Wie sieht der weitere Krankheitsverlauf aus?

Neben der Ursache der Epilepsie interessieren Sie als Eltern und Angehörige in erster Linie natürlich der voraussichtliche Krankheitsverlauf bei Ihrem Kind und die Behandlungs- und Heilungschancen – also die so genannte Prognose der Krankheit; hierbei müssen zwei Aspekte bedacht und gegeneinander abgegrenzt werden: zum einen die Entwicklung der epileptischen Anfälle (also der Epilepsie), zum anderen die Entwicklung der eventuell bestehenden Grundkrankheit.

Die Entwicklung der epileptischen Anfälle

Bei vielen Epilepsie-Krankheiten sind die epileptischen Anfälle selbst das zentrale Problem. Ihre Intensität, Häufigkeit und Beeinflussbarkeit mittels einer Therapie bestimmen entscheidend den weiteren Verlauf der Erkrankung. Andererseits gibt es Epilepsien, bei denen die Anfälle ein zwar vordergründiges und beunruhigendes Symptom, im Rahmen einer schweren Grundkrankheit aber nur ein relativ bedeutungsarmes Phänomen sind, wenn Sie bedenken, dass ggf. gleichzeitig bestehende unbeeinflussbare neurologische oder psychische Störungen den Alltag und das Lebensschicksal Ihres Kindes viel mehr prägen als die epileptischen Anfälle!

Bei den idiopathischen Epilepsien (siehe Seite 76 f.), bei denen keine organische Grundkrankheit vorliegt, hängt der weitere Verlauf ganz überwiegend von der Epilepsie selbst ab. Glücklicherweise ist die Prognose in diesen Fällen überwiegend günstig, d. h., die Behandlung mit Medikamenten gelingt häufig, oft werden Anfallfreiheit und später Ausheilung erzielt (zum Beispiel Rolando-Epilepsie, Pyknolepsie, Aufwach-Grandmal-Epilepsie).

Die Entwicklung der Grundkrankheit

Ganz anders ist die Situation bei Kindern mit symptomatischen Epilepsien, die auf eine schwere organische Hirnschädigung zurückgehen – zum Beispiel bei Kindern mit BNS-Anfällen (siehe Seite 42 f.) oder einem Lennox-Gastaut-Syndrom (siehe Seite 43 f.). Hier muss die Beurteilung der Gesamt-Entwicklung (insbesondere auch der im geistigen Bereich) oft sehr zurückhaltend bzw. skeptisch gesehen werden. Selbst wenn es gelingt, die Anfälle befriedigend einzustellen, sind die Entwicklungschancen meist deutlich vermindert.

Der weitere Krankheitsverlauf, die Prognose Ihres epilepsiekranken Kindes ist hier also weniger von der Epilepsie selbst abhängig als vielmehr von der Ursache des Anfallleidens – also von der Tatsache, ob eine und ggf. welche organische Grundstörung vorliegt und welche zusätzlichen Symptome (neben den epileptischen Anfällen) ggf. durch diese primäre Erkrankung (siehe Seite 73 f.) hervorgerufen werden (z. B. im psychischen, motorischen oder sprachlichen Bereich).

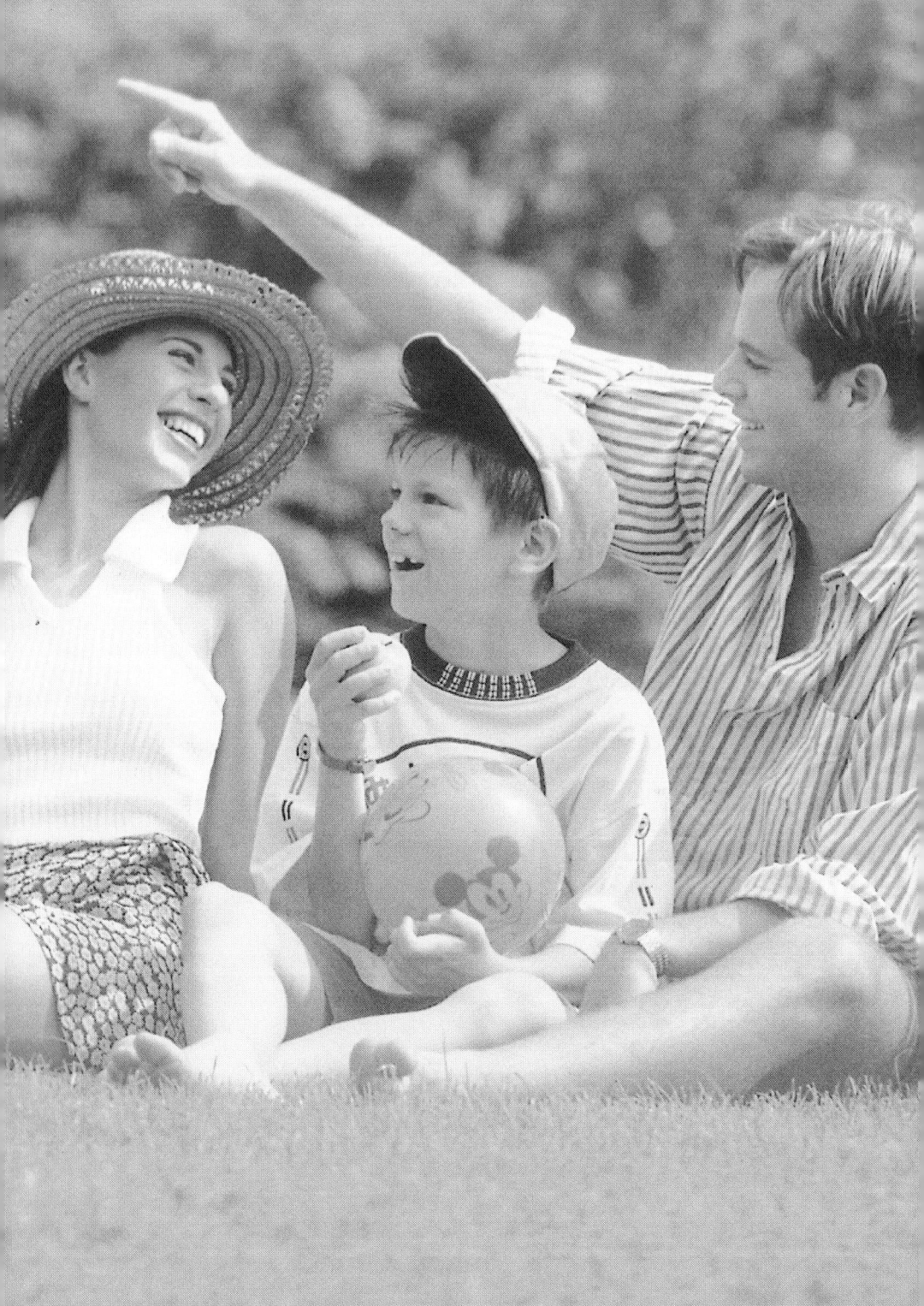

Mit dem Alltag bei Epilepsie des eigenen Kindes

Teil 2 Mit der Krankheit leben

Wenn Ihr Kind unter einer Epilepsie leidet, müssen Sie sich viele alltägliche Fragen unter diesem besonderen Aspekt stellen. Diese betreffen die Wahl des Kindergartens oder der Schule ebenso wie die geeigneten Sportarten, den Diskobesuch oder das Computerspiel.

In der Öffentlichkeit ist die Epilepsie noch immer mit vielen Vorurteilen und falschen Vorstellungen behaftet. Die folgenden Kapitel sollen Sie ermutigen, möglichst offen und selbstverständlich mit dieser Erkrankung umzugehen.

Wie sieht der Alltag mit einem epilepsiekranken Kind aus?

Ohne Kommentar ...

»Die Benutzung des Bades und seiner Einrichtungen steht grundsätzlich jedermann frei. Ausgeschlossen sind Personen mit ansteckenden Krankheiten, Epileptiker, Drogenkonsumenten und Betrunkene« (Badeordnung einer Deutschen Kreisstadt aus dem Jahr 1998).

»Diese Menschen mit dieser Krankheit sind in sich verkapselt und nicht fähig, sich mitzuteilen – vor allen Dingen nicht im Intimbereich.« (Auszug aus dem Urteil eines kirchlichen Ehegerichts aus dem Jahr 1975).

Jede Krankheit hat Auswirkungen auf die seelische Befindlichkeit und den sozialen Bereich der oder des Erkrankten, d.h., neben der medizinischen Seite sind immer auch die psychosozialen Aspekte einer Krankheit zu berücksichtigen. Dies gilt insbesondere für chronische Erkrankungen, die einen Menschen über viele Jahre, mitunter ein Leben lang begleiten. Auch die Epilepsie ist eine chronische Erkrankung. Gerade bei ihr sind die psychischen und sozialen Auswirkungen nicht nur durch das Kranksein bedingt, sondern auch durch den Stellenwert, das »Image«, das diese Krankheit in der Gesellschaft hat.

Immer noch sind die Meinungen und Vorstellungen, die über die Epilepsie in der Bevölkerung herrschen, häufig von Vorurteilen, Fehl- oder Halbinformationen und von unklaren Befürchtungen geprägt. Zwar ist diesbezüglich in den letzten Jahren eine Tendenz zur positiven Veränderung festzustellen, was nicht zuletzt auch mit der neu entstandenen Bewegung der Selbsthilfegruppen zusammenhängt (siehe Seite 148 f.). Dennoch sind es (neben den epileptischen Anfällen selbst) vor allem solche vorgefassten Ansichten, unzutreffende Meinungen und grundlose Ängste, welche die (Wieder-)Eingliederung epilepsiekranker Menschen in die Gesellschaft erschweren.

»Zu vorgenannten Dingen brauche ich umgehend Ihren Rat, bitte spätestens bis zum 30.06., da wir dann in Urlaub fahren, unsere Nachbarin einen Schlüssel bekommt und nicht erfahren darf, dass ich ein in einer bestimmten Richtung krankes Kind habe; keiner im Haus weiß das, weil man's nicht merkt und er hochintelligent ist (Gymnasium) – da wissen's nur die Lehrer, und er würde seelisch zu Grunde gehen, weil er dafür gehänselt würde. Das würde er nicht verkraften, darum hätte ich Ihre Antwort gerne bis zum 30.06.« (Aus dem Brief einer Mutter vom Mai 1988.)

Einer länger dauernden gesundheitlichen Störung, die eine Eingliederung der Betroffenen in die Bildungseinrichtungen Kindergarten, Schule, Hochschule, in die Berufs- und Arbeitswelt, in die gesellschaftlichen Strukturen und in die Familie beeinträchtigt, kommt das Merkmal einer Behinderung zu. So gesehen ist die Epilepsie in vielen Fällen sowohl chronische Krankheit als auch Behinderung.

Die Situation in der Familie

Wenn Sie als Eltern plötzlich erfahren, dass Ihr Kind epilepsiekrank ist, sehen Sie sich vielen bangen Fragen und Sorgen gegenüber: Die Angst, mit den immer wieder auftretenden Anfällen nicht richtig umgehen zu können, die unsichere Frage, wie Verwandte, Freundinnen und Freunde, Nachbarn, Erzieherinnen, Lehrer und Mitschüler auf die Krankheit des Kindes reagieren werden; die Ungewissheit, wie sich die Zukunft Ihres Kindes gestalten wird. All dies hat häufig zur Folge, dass Sie mit Ihrem anfallkranken Kind nicht mehr unbefangen umgehen können und dass sich Ihre Einstellung ihm gegenüber ändert bzw. sich von der gegenüber den gesunden Geschwistern unterscheidet. Fast zwangsläufig gerät das epilepsiekranke Kind in eine Sonderstellung, möglicherweise in eine Abseitsposition.

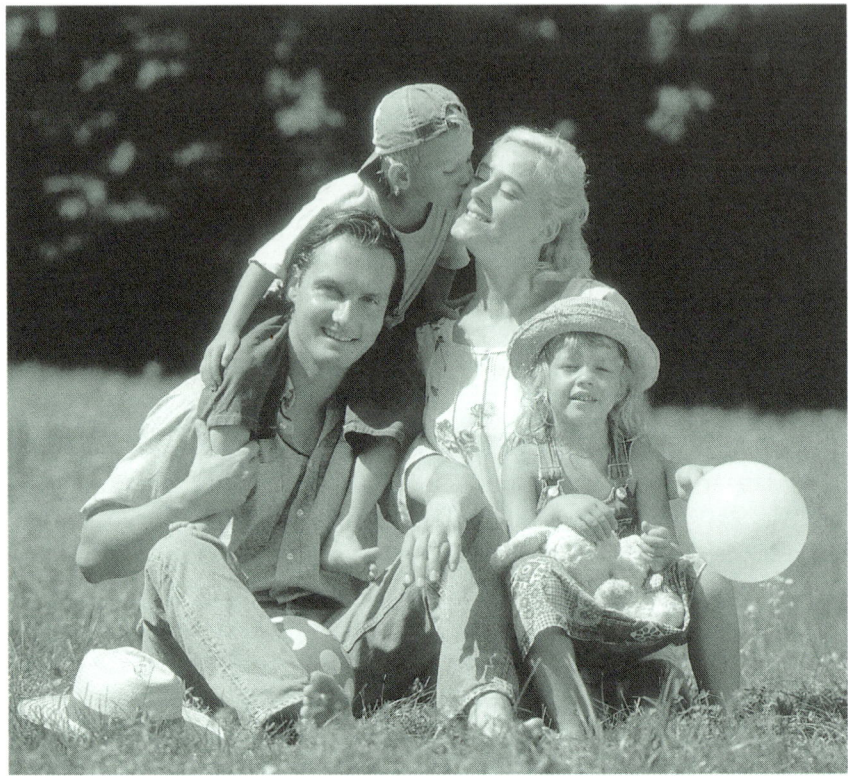

Geht die Familie offen und selbstverständlich mit der Krankheit um, ist dem Kind schon viel geholfen.

Das Verhalten von Eltern ihrem epilepsiekranken Kind gegenüber kann reichen von der Verleugnung der Krankheit, von Überbehütung, aber auch von Überforderung bis hin zur unbewussten Ablehnung des Kindes.

Das Verleugnen der Krankheit kann dazu führen, dass die notwendigen medizinischen und wiedereingliedernden Maßnahmen nicht oder nicht konsequent genug ergriffen werden.

Die Überbehütung kann der kindgerechten Entwicklung entgegenstehen – zum Beispiel wenn Sie das Kind »in allen Lebenslagen« schonen, Hilfestellungen auch in Situationen geben, die vom Kind selbst ohne Probleme gemeistert werden könnten, oder es gegenüber den gesunden Geschwistern oder Spielkameraden abschirmen.

Die Überforderung – in einer Art »Jetzt-erst-recht-Reaktion« – kann Ihr Kind entmutigen, es in Oppositionshaltung, in Resignation oder zum Ausweichen in andere »Krankheitssymptome« (Kopfweh, Bauchschmerzen, Schwindel) führen.

Die (unbewusste) Ablehnung des Kindes durch die Eltern erwächst oft aus falschen Schuldgefühlen, aus einer Enttäuschung über den »ungerechten Schicksalsschlag« oder daraus, dass sich alle, insbesondere die Mutter, allmählich überfordert fühlen.

Es ist verständlich, dass diese Reaktionen und Verarbeitungsprozesse das familiäre Gleichgewicht in unterschiedlicher Weise stören können, zum Beispiel in der Form, dass sich der Vater vernachlässigt fühlt, weil die ganze Fürsorge der Mutter dem Kind gilt; dass die gesunden Geschwister den anfallkranken Bruder als »uneinholbaren Konkurrenten« in der Zuneigung der Eltern erleben; dass sich die Mutter in der Rolle einer Märtyrerin sieht, die ihr Leben überschattet und ihr keinen eigenen Freiraum mehr lässt. Solche Entwicklungen hängen zum einen von der Ausgangssituation der belasteten Familie ab, zum anderen vom Ausmaß der Krankheit bzw. der Behinderung des Kindes.

Es ist selbstverständlich ein Unterschied, ob Ihr bisher gesundes Kind an einer gut zu behandelnden Rolando-Epilepsie oder Pyknolepsie erkrankt oder ob es durch eine schwere Komplikation bei der Geburt von Anfang an geistig und körperlich behindert ist und schließlich zusätzlich eine Epilepsie entwickelt. Und doch: Die Erfahrung zeigt, dass sehr viele Familien lernen, die schwierigen Probleme zu meistern, die richtige Einstellung zu ihrer Situation zu finden und sich den Aufgaben, die unerwartet auf sie zukommen, zu stellen. Es versteht sich von selbst, dass die Familie in vielen Situationen nicht nur medizinische, sondern darüber hinaus Beratung und helfende Begleitung im psychosozialen Bereich benötigt.

Häufig besteht die wichtigste Beratungshilfe darin, den Eltern die Ursachen für die Entwicklung der familiären Probleme aufzuzeigen, Schuldgefühle und Versagensängste abzubauen und mit ihnen gemeinsam Bewältigungsstrategien für den Umgang mit dem kranken Kind und untereinander zu erarbeiten.

So verwandelt sich das Sprechzimmer des Arztes häufig in eine psychologische und pädagogische Beratungsstelle; und der Arzt wird sich in besonders gelagerten Fällen nicht scheuen, zusätzlich psychologische/psychotherapeutische oder (heil-)pädagogische Hilfe von Fachleuten heranzuziehen.

Kindergarten und Vorschule

Selbstverständlich hat Ihr epilepsiekrankes Kind – wie jedes andere Kind auch – ein gesetzlich festgelegtes Anrecht auf den Besuch eines Kindergartens. Hier hat es Gelegenheit, in eine Kindergemeinschaft hineinzuwachsen. Es lernt sich einzuordnen, anzupassen und zu behaupten – soziales Verhalten wird eingeübt. Der Besuch des Kindergartens stellt gewissermaßen den Beginn der außerfamiliären Rehabilitation, der sozialen Eingliederung dar.

Welcher ist der passende Kindergarten?

Welchen Kindergarten Ihr Kind besuchen soll, hängt nicht so sehr von der Tatsache ab, ob es noch epileptische Anfälle hat. In erster Linie ist die Kindergartenwahl davon abhängig, ob und ggf. welche weiteren gesundheitlichen Störungen oder Behinderungen bei Ihrem Kind vorliegen.

- Ein psychisch altersgerecht entwickeltes Kind sollte den Regelkindergarten besuchen – ob es Anfälle hat oder nicht.
- Ein geistig behindertes oder ausgeprägt verhaltensgestörtes Kind wird am sinnvollsten den Sonderkindergarten besuchen – ob es Anfälle hat oder nicht.

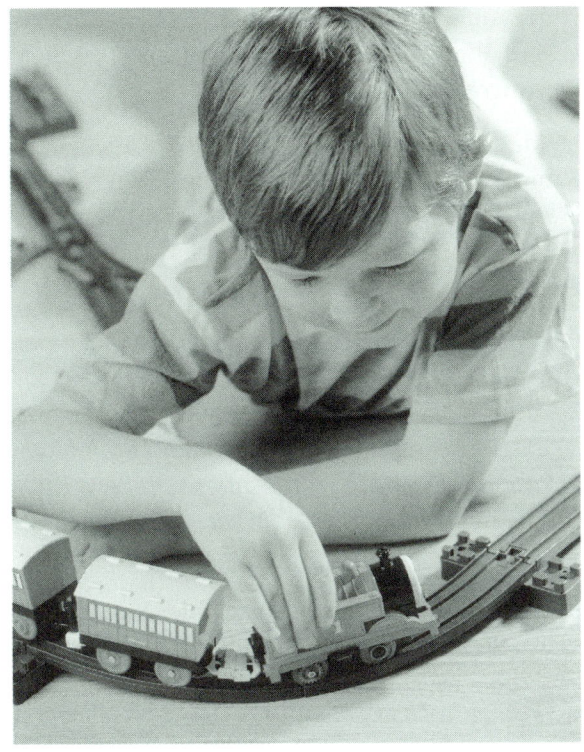

Entspannung beim Spielen – für anfallkranke Kinder so wichtig wie für gesunde.

- Ein Kind mit altersgemäßer Entwicklung, das sehr viele Anfälle hat, die den Besuch des Regelkindergartens unmöglich machen, kann ggf. in einem Sonderkindergarten für Körperbehinderte betreut und gefördert werden.

Informieren Sie die Erzieherinnen

Wenn die Kindergartenleitung oder einzelne Erzieherinnen Angst haben oder sich gar weigern, ein anfallkrankes Kind in den Kindergarten aufzunehmen, liegt das meist an fehlenden oder falschen Informationen oder generellen Vorurteilen. Es ist deshalb sehr wichtig, dass Sie die Betreuungspersonen ausführlich über die Erkrankung Ihres Kindes unterrichten – sowohl hinsichtlich der Anfälle als auch eventuell bestehender zusätzlicher Störungen und Auffälligkeiten, zum Beispiel im motorischen, sprachlichen oder Verhaltensbereich.

Wie bei einem Anfall im Kindergarten (also im »Notfall«) vorgegangen werden soll, müssen Sie mit den Erzieherinnen, eventuell unter Einbeziehung des betreuenden Arztes, besprechen: Muss eine anfallhemmende Rektiole verabreicht werden? Wollen Sie benachrichtigt werden? Soll der Arzt gerufen werden?

Wenn die (informierten!) Erwachsenen mit dem Anfall eines Kindes zielgerichtet und angstfrei umgehen, so wird für die anderen Kinder ein solches Geschehen keine Bedrohung darstellen und keinerlei negative Auswirkungen haben. Im Gegenteil: Geschickte Erzieherinnen können den Anfall eines epilepsiekranken Kindes positiv zum Anlass nehmen, Hilfsbereitschaft, Rücksichtnahme und Verständnis für Schwache und Kranke praktisch einzuüben.

Mitunter kann es sinnvoll sein, den Kindergartenbesuch des Kindes »einzudosieren«, insbesondere bei verhaltensmäßig auffälligen Kindern. Dies bedeutet, dass Sie das Kind zunächst nur für eine begrenzte Zeit in den Kindergarten bringen, bis es sich in der neuen Situation eingelebt hat und die Erzieherinnen das Kind ausreichend gut kennen gelernt haben.

Lassen Sie Ihrem Kind Zeit für die Vorschule

Bei vielen Kindern ist es nicht einfach, den Zeitpunkt der Schulreife genau zu bestimmen. Dies gilt besonders für Kinder mit gesundheitlichen Problemen. Die Schulreife ist keineswegs nur eine Frage der Intelligenz. Auch wenn beispielsweise bei einem sechsjährigen Kind die allgemeine Intelligenz im Durchschnitt liegt, kann es doch Teilleistungsschwächen oder Verhaltensschwierigkeiten haben, die eine altersgemäße Einschulung als nicht ratsam erscheinen lassen.

Solche Probleme sind bei epilepsiekranken Kindern häufiger als bei anderen, zum Beispiel bedingt durch eine primäre hirnorganische Störung, durch Nebenwirkungen der anfallhemmenden Medikamente oder durch

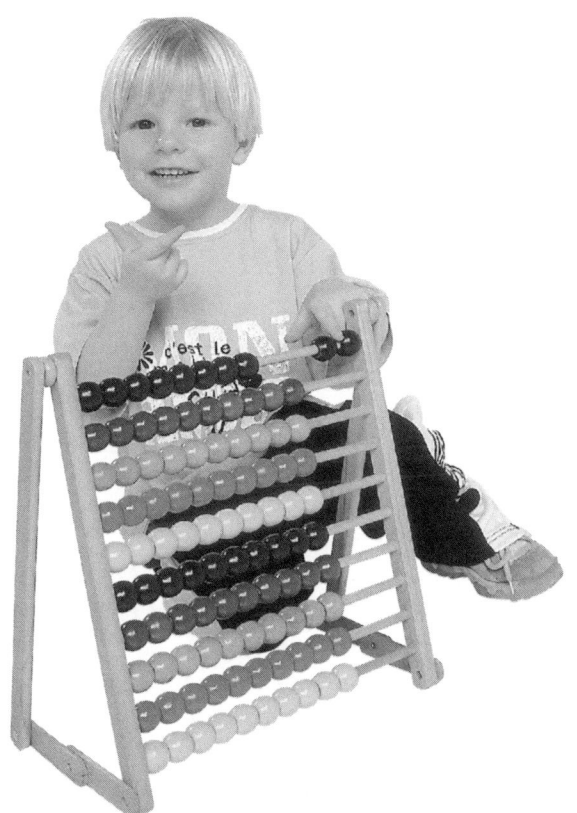

Eins, zwei, drei, vier, fünf – die meisten anfallkranken Kinder können die Anforderungen der Regelschule erfüllen.

reaktives Verhalten (siehe Seite 138 f.). Deshalb empfiehlt es sich manchmal, dass Sie Ihrem Kind mehr Zeit lassen, es also ein Jahr vom Schulbesuch zurückstellen; eine solche Entscheidung sollten Sie aber ausführlich mit Erzieherinnen, Arzt und ggf. einer psychologischen Beratungsstelle besprechen. Diese durch die Rückstellung gewonnene Zeit kann sinnvollerweise in einer Vorschule oder einem Schulkindergarten genutzt werden. Die Pädagoginnen und Pädagogen dieser Einrichtung müssen Sie selbstverständlich in gleicher Weise über Ihr Kind und seine Probleme informieren wie die Erzieherinnen im Kindergarten.

In der Schule

Es gibt keine für ein anfallkrankes Kind »typische« psychische Situation, keine charakteristischen Wesensmerkmale, Schwächen oder Verhaltensweisen, die eine besondere Pädagogik oder Beschulung notwendig machen würden. Aus diesem Grund gibt es richtigerweise auch keine »Sonderschulen für Anfallkranke«.

Die richtige Schule für Ihr Kind

Was für die Kindergartensituation gilt, muss entsprechend auch für die Schule gelten:

- Wenn Ihr epilepsiekrankes Kind normal begabt ist, sollte es in die Regelschule eingeschult werden. Etwa 70 Prozent aller anfallkranken Kinder können die Anforderungen der Regelschule erfüllen.
- Ein lernbehindertes Kind, das außerdem an epileptischen Anfällen leidet, sollte die Förderschule, ein epilepsiekrankes geistig behindertes Kind die Sonderschule für geistig Behinderte besuchen.
- Ein Kind mit Schädigung eines Sinnesorganes sollte in eine entsprechende Spezialschule integriert werden – auch wenn zusätzlich eine Epilepsie vorliegt.
- Nur in seltenen Fällen verläuft die Epilepsie bei einem normal begabten Kind so schwerwiegend, dass der Besuch der Regelschule nicht verantwortet werden kann. In diesem Fall müssen individuelle Lösungen gefunden werden, die vom Besuch einer Internatsschule (zum Beispiel Sonderschule für Körperbehinderte, siehe unten) bis zum Einzelunterricht zu Hause reichen können.
- Aus sozialrechtlicher Sicht kann eine Epilepsie zu den Körperbehinderungen gerechnet werden. Vor diesem Hintergrund kann die Einschulung Ihres Kindes in eine Sonderschule für Körperbehinderte mitunter eine gute individuelle Lösung sein; je nach dem intellektuellen Entwicklungsstand kann Ihr Kind dort auf der Stufe der Regelschule – mit meist kleineren Klassen und langsamerem Lerntempo als in der öffentlichen Schule – oder dem Niveau einer Förder- oder einer Sonderschule für geistig Behinderte unterrichtet werden.

Schwierigkeiten in der Schule

Häufiger als bei ihren gesunden Mitschülerinnen und Mitschülern kommt es bei anfallkranken Kindern und Jugendlichen zu Leistungsproblemen in der Schule. Ursachen können hier Teilleistungsstörungen sein, die bei manchen Kindern zusätzlich zur Anfallbereitschaft bestehen, zum Beispiel vermindertes Konzentrations- und Durchhaltevermögen, mangelnde Flexibilität, allgemeine Verlangsamung, eine Schreib-/Lese- oder Rechenschwäche.

Andere Ursachen für Schulschwierigkeiten können möglicherweise unbemerkt ablaufende kleine Anfälle sein, psychische Irritationen kurz vor oder nach einem Anfall, häufiges krankheitsbedingtes Versäumen des Unterrichts, Nebenwirkungen der anfallhemmenden Medikamente oder Probleme mit den Klassenkameraden wegen der besonderen gesundheitlichen Situation. Mit ärztlicher und ggf. psychologischer Unterstützung sollten Sie versuchen, die einzelnen Ursachen dieser Probleme abzuklären und entsprechende Hilfsmaßnahmen einzuleiten.

Wie kann der Schulweg organisiert werden?

Während ein epileptischer Anfall im Klassenzimmer in einem »beschützten Raum« abläuft, in dem der (informierte!) Lehrer oder die Lehrerin sinnvoll reagieren und Ihrem Kind helfen kann, stellt ein Anfall auf dem Schulweg eine ernst zu nehmende Gefahr dar. Für den Fall, dass bei Ihrer Tochter oder Ihrem Sohn ein epileptischer Anfall während des Schulwegs nicht unwahrscheinlich ist, müssen Sie angemessene Vorsorge treffen – zum Beispiel, indem Sie Ihr Kind zur Schule begleiten oder es von verantwortungsvollen Schulkameraden abgeholt wird. Außerdem gibt es die Möglichkeit eines Taxitransports, der auf ärztliches Attest von der zuständigen Krankenkasse finanziert wird. Beim Besuch einer Sonderschule werden die Kinder meist mit einem speziellen Schulbus befördert.

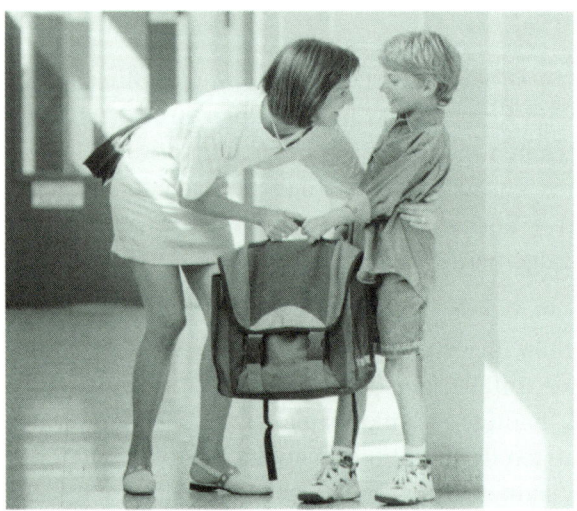

Wenn die Lehrerin Bescheid weiß, macht das den Umgang mit der Krankheit viel leichter.

Informieren Sie die Lehrer und ggf. die Mitschüler

Alle Lehrerinnen und Lehrer, die Ihr Kind unterrichten bzw. beaufsichtigen, sollten über die Epilepsie und das Anfallbild informiert werden. Nur so sind sie in der Lage, bei einem Anfall richtig zu reagieren und die Anfallsymptome nicht zu verkennen (zum Beispiel gehäufte kleine Anfälle als Müdigkeit oder Arbeitsunlust). Es ist sinnvoll, dass Sie schon vorbeugend mit den Lehrern über eventuell notwendige Maßnahmen während oder nach einem Anfall in der Schule sprechen: Soll erst einmal abgewartet werden? Wollen Sie benachrichtigt werden? Muss der Arzt verständigt werden? Ist eine Notfallmedikation (Rektiole) notwendig, und wie wird sie gehandhabt?

Wenn vermutet werden kann, dass die Einnahme der anfallhemmenden Medikamente die Wachheit, die Konzentration oder die Aufnahmefähigkeit des Kindes ungünstig beeinflusst, so sollten Sie die Lehrer auch hierüber informieren. Ein ärztliches Attest kann dann ggf. helfen, eine Fehlbeurteilung Ihrer Tochter oder Ihres Sohnes zu vermeiden.

Solange während der Schulzeit keine Anfälle auftreten, braucht die Klasse nicht über die Epilepsie unterrichtet zu werden. Hat Ihr Kind jedoch auch Anfälle im Klassenzimmer, so empfiehlt sich ein entsprechendes Aufklärungsgespräch, natürlich nur im allseitigen Einverständnis, eventuell unter Hinzuziehung des behandelnden Arztes.

Der Besuch von weiterführenden Schulen

Auch wenn Ihr Kind an einer Epilepsie erkrankt ist, stellt dies für den Besuch einer weiterführenden Schule prinzipiell kein Hindernis dar.

Die Entscheidung für einen entsprechenden Schulwechsel sollte in erster Linie nicht von der Epilepsie, sondern – wie bei anderen Kindern auch – von der Begabung und von den Neigungen Ihres Kindes und von den pädagogischen und prinzipiellen Vorstellungen abhängig gemacht werden, die Sie über die Zukunft Ihres Kindes haben.

Die Sorge, dass eine weiterführende Schule für das Kind eine zu große Belastung darstellt und so einen ungünstigen Einfluss auf den Epilepsieverlauf haben könnte, ist in aller Regel unbegründet. Die gegenteilige Überlegung ist oft richtig: Langjährige ärztliche Erfahrung zeigt, dass konzentrierte Anspannung die Anfallschwelle anhebt, dagegen mangelnde geistige Anforderungen, wenig Aktivität und verminderte Konzentration epileptisches Geschehen anbahnen können. Selbstverständlich sollte – wie bei jedem jungen Menschen – eine leistungsmäßige Überforderung, die wiederum eine ungünstige Auswirkung auf das Anfallgeschehen haben könnte, vermieden werden.

Die durch den Besuch der weiterführenden Schule verlängerte Schulzeit kann Ihnen außerdem die Möglichkeit eröffnen, weiter mit Geduld und Ausdauer die bestmögliche Behandlung für die Epilepsie Ihres Kindes zu finden. Diese verbessert wiederum nach dem Schulabschluss die beruflichen Aussichten des oder der Jugendlichen. Wenn die Epilepsie durch eine Therapie nicht oder nicht vollständig geheilt werden kann, ermöglicht die durch den verlängerten Schulbesuch gewonnene Zeit Ihnen und Ihrem Kind, ohne allzu großen Druck zu lernen, mit den Anfällen zu leben. Schließlich können beschützende Verhältnisse, die wegen noch bestehender Anfälle immer noch erforderlich sind, im Rahmen der Schule meist besser organisiert werden als während einer beruflichen Ausbildung.

Nicht zuletzt eröffnet die Mittlere oder gar Hochschul-Reife eine deutlich breitere Palette beruflicher Möglichkeiten. Dies ist vor allem dann ein wichtiger Aspekt, wenn später bei der Berufswahl die immer noch bestehende Epilepsie nur bestimmte berufliche Tätigkeiten zulässt (siehe Seite 114 ff.).

Kein Ausschluss vom Schulsport

Grundsätzlich sollten Kinder und Jugendliche mit Epilepsie nicht vom Schulsport ausgeschlossen werden. Ein solcher Ausschluss weist dem anfallkranken Schüler oder der Schülerin zwangsläufig eine Sonderrolle zu. Beginnt die Epilepsie bei Ihrem Kind erst nach der Einschulung, so sollten Sie es vorübergehend vom Schulsport befreien lassen (zum Beispiel für 3 Monate), bis medizinisch mehr Klarheit über das Krankheitsbild, seine Ursachen und seinen wahrscheinlichen Verlauf besteht und – falls erforderlich – die medikamentöse Behandlung eingeleitet ist.

Anfallkranke Kinder und Jugendliche können sich an den meisten sportlichen Übungen, die im Schulunterricht angeboten werden, beteiligen. Besondere Vorsicht ist bei Sportübungen mit Absturzgefahr (zum Beispiel Kletterstangen) und beim Schwimmen erforderlich (siehe Seite 117 ff.).

Exkursionen, Landschulheim, Schüleraustausch – was gibt's zu bedenken?

● Prinzipiell sollte Ihre Tochter oder Ihr Sohn an Schulausflügen und Aufenthalten der Klasse im Landschulheim teilnehmen. Mitunter sind dabei besondere Vorkehrungen erforderlich (zum Beispiel im Landschulheim, wenn die Anfälle schlafgebunden sind). Wenn Ihr Kind noch jünger ist, kann die Begleitung durch einen Elternteil sinnvoll sein. Nur in seltenen Fällen empfiehlt sich eine Rückstellung von der Teilnahme an einer gemeinsamen Unternehmung der Klasse.

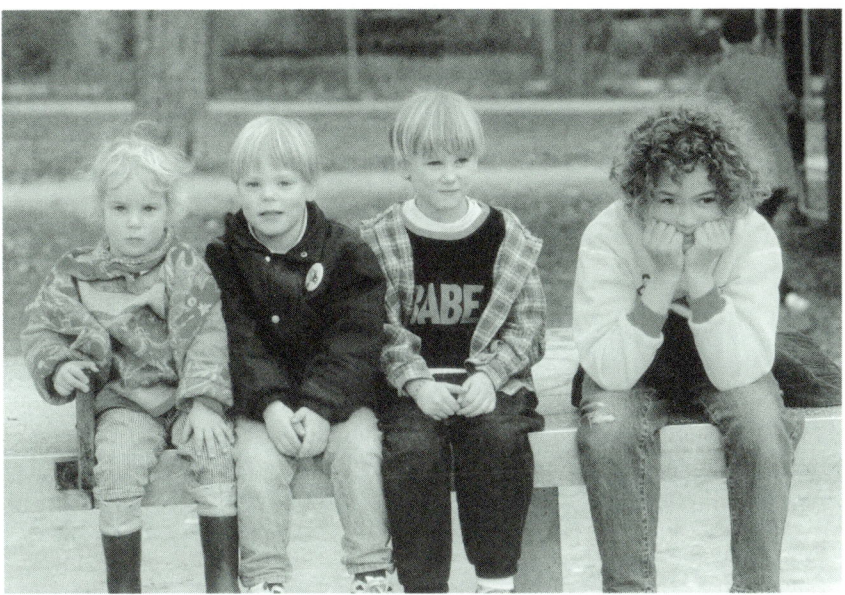

Zugucken müssen, wenn die anderen Sport treiben? Das ist meistens nicht nötig!

● Mehrtägige Klassenfahrten sind besonders bei jugendlichen Schülerinnen und Schülern fast zwangsläufig mit Schlafdefizit, mitunter auch mit Alkoholkonsum verbunden. Dieses Verhalten – eventuell verbunden mit einer unzuverlässigen Medikamenteneinnahme während der mehrtägigen Reise – kann bei gegebener Veranlagung epileptische Anfälle hervorrufen. Der »Anfall auf der Klassenfahrt« ist bei solchen Voraussetzungen leider kein allzu seltenes Ereignis. Solche Unternehmungen bedürfen deshalb einer guten Vorbereitung und einer detaillierten Absprache zwischen Betroffenen, Eltern und Lehrern.

● Ist für Ihr Kind ein Auslandsaufenthalt, zum Beispiel ein Schüleraustausch, geplant, so müssen Sie zusammen mit Ihrem Kind, dem betreuenden Arzt und den Lehrern gemeinsam entscheiden, ob die Anfallsituation eine solche Maßnahme zulässt. Wenn keine zuverlässige Anfallfreiheit besteht, d. h., wenn es nicht höchst unwahrscheinlich ist, dass es während des Austausches zu einem epileptischen Anfall kommt, so sollten Sie nicht nur den begleitenden Lehrer, sondern auch die Gastfamilie über die Erkrankung Ihres Kindes unterrichten – und natürlich auch darüber, wie bei einem Anfall verfahren werden soll. Hierfür ist es sinnvoll, wenn Sie mit der Gastgeberfamilie vor der Fahrt Kontakt aufnehmen und ggf. Ihrer Tochter oder Ihrem Sohn ein ärztliches Attest (möglichst in der Sprache des Gastlandes) mitgeben.

> ### Welche Beratungshilfen gibt es?
>
> Wenn Sie Fragen haben, die den schulischen Bereich betreffen, können Sie und Ihr Kind Beratungshilfen bei Erziehungs- und Beratungsstellen, beim schulpsychologischen Dienst, bei Schulbehörden oder beim Arzt bzw. in der Anfallambulanz (in der auch Psychologinnen und Sozialarbeiter mitarbeiten) erhalten.
>
> Regelungen, die zum Beispiel Schulartwechsel, Schulzeitveränderung oder Prüfungserleichterungen betreffen, sind eine Angelegenheit der einzelnen Bundesländer und werden – je nach Bundesland – zum Teil unterschiedlich gehandhabt. Entsprechende Informationen können Sie bei der Schule und den regionalen Schulaufsichtbehörden bekommen.

Was sollten Sie und Ihr Kind bei der Berufswahl bedenken?

Nach der Statistik haben ungefähr drei Viertel aller Epilepsiekranken im berufsfähigen Alter keine schwerwiegenden beruflichen Probleme. Wir können Menschen mit Epilepsie in allen Berufen antreffen, vom ungelernten Arbeiter bis zur hochdifferenzierten Spezialistin und zum Akademiker. Da man heute sehr viele Epilepsien erfolgreich behandeln und berufshindernde Anfälle verhüten kann, haben sich die Berufschancen für Anfallkranke erheblich verbessert.

Unabhängig von den Anfällen richtet sich die Berufswahl wie auch beim gesunden Menschen in erster Linie nach Intelligenz, Interesse, Begabung und Persönlichkeitsstruktur.

Wenn Ihre Tochter oder Ihr Sohn unter Therapie seit 2 bis 3 Jahren keine Anfälle mehr hat und das EEG keine »Krampfströme« mehr aufweist, kann sie oder er bis auf wenige Ausnahmen den Beruf frei wählen. Weil die Möglichkeit einer späteren Wiederholung von Anfällen – insbesondere unter großer psychischer und/oder körperlicher Belastung – nie mit völliger Sicherheit auszuschließen ist, sind Berufe, die das gewerbliche Führen von Verkehrsmitteln mit sich bringen, ungeeignet.

> **Hinweis**
>
> **Unfallgefährdung**
>
> Die berufliche Unfallgefährdung Anfallkranker wird zweifellos allgemein überschätzt; statistische Untersuchungen haben ergeben, dass die Unfallquote Epilepsiekranker nur unwesentlich über dem allgemeinen Durchschnitt liegt.

Wenn Ihr Kind keine oder nur geringfügige psychische Auffälligkeiten zeigt und die Schule ohne besondere Schwierigkeiten absolviert hat, aber trotz optimaler Therapie nicht völlig anfallfrei ist, hat es ebenfalls ein großes Spektrum von Berufen zur Auswahl, wie zum Beispiel zahlreiche akademische, kaufmännische und handwerkliche Berufe. Ungeeignet und nach den Unfallverhütungsvorschriften unzulässig sind in diesem Fall Berufe, die Schwindelfreiheit erfordern bzw. mit Absturzgefahr verbunden sind (zum Beispiel Dachdecker, Antennenbau), ferner Arbeiten an ungeschützten Maschinen, an Hochöfen oder mit ätzenden Flüssigkeiten.

Die soziale Situation berücksichtigen

Heutzutage lassen sich viele Arbeitsplätze individuellen Gegebenheiten und Bedürfnissen anpassen, dies gilt auch gerade im Problembereich Epilepsie. Bei der Suche nach dem geeigneten Arbeitsplatz sollten Sie nicht nur eine mögliche Selbst- oder Fremdgefährdung durch einen bei der Arbeit auftretenden epileptischen Anfall bedenken, sondern auch die soziale Situation, in der sich ein solcher epileptischer Anfall ereignet: Der Anfall eines Lehrers vor seiner Schulklasse zum Beispiel, der einer Künstlerin vor ihrem Publikum, der Anfall des Pfarrers vor seiner Gemeinde – diese Situationen sind sicherlich anders zu bewerten als der Anfall, den eine Buchhalterin im mehr oder weniger intimen Rahmen ihres Büros erleidet.

Pauschale Urteile über die Arbeitsfähigkeit und den richtigen Arbeitsplatz für die Anfallkranken sind also nicht angebracht und werden den beruflichen Möglichkeiten vieler epilepsiekranker Menschen nicht gerecht. Wenn für Ihr Kind nach dem Schulabschluss der berufliche Weg noch unsicher ist, kann eine vom Arbeitsamt geförderte Berufsfindungsmaßnahme hilfreich sein.

Wenn der »freie Arbeitsmarkt« nicht infrage kommt

Kommt wegen häufiger Anfälle, wegen intellektueller Minderbegabung und stärkeren Persönlichkeitsveränderungen für den jugendlichen Anfallkranken eine Lehre auf dem freien Arbeitsmarkt nicht in Betracht, so müssen andere Ausbildungswege eingeschlagen werden:

- Über 40 Berufsbildungswerke bieten allein in der Bundesrepublik etwa 10 000 Ausbildungsplätze an.
- Angebote von Förderlehrgängen richten sich an noch nicht berufs- oder ausbildungsreife Behinderte.
- Es gibt Möglichkeiten der Einweisung in eine leichtere, vorwiegend manuelle Tätigkeit, die später von den Jugendlichen selbstständig ausgeführt werden kann (zum Beispiel im Gartenbau).
- Berufliche Teilausbildungen bzw. -abschlüsse, bei denen der Anteil an theoretischen Lerninhalten vermindert wird oder weitgehend unberücksichtigt bleibt, können eine spätere Arbeit in einem begrenzten Tätigkeitsfeld ermöglichen.

All diese Maßnahmen bieten Jugendlichen, die ohne qualifizierten Hauptschulabschluss einen Beruf auf dem freien Arbeitsmarkt suchen, die Chance, Ausbildungsgänge zu absolvieren, die ihnen den Weg in das freie Berufsleben ermöglichen. Ferner kommen berufliche Ausbildungen in dafür geeigneten Rehabilitationszentren oder in entsprechenden Heimen und Anstalten (mit Ausbildungs- bzw. Rehabilitationsangebot) infrage. Nach Abschluss einer solchen Ausbildung, die stets auch therapeutisch und ärztlich begleitet werden muss, sollte unbedingt die Eingliederung des Jugendlichen in die freie Wirtschaft versucht werden.

Wenn Ihr Kind unter schlecht kontrollierbaren Anfällen leidet, einen stärkeren Intelligenzdefekt aufweist, ausgeprägte Verhaltensauffälligkeiten zeigt oder an zusätzlichen cerebralen Bewegungsstörungen leidet, können Sie fast immer eine Eingliederung in eine Werkstatt für Behinderte erreichen; eventuell kann Ihre Tochter oder Ihr Sohn dann auch in einem angegliederten Wohnheim untergebracht werden. Etwa 3,5 Prozent aller Anfallkranken im berufsfähigen Alter sind so schwer behindert, dass sie auf Dauer in einer beschützenden Wohn- und Arbeitsumgebung leben müssen.

Welche Sportarten sind für Ihr Kind geeignet?

Prinzipiell sollte Ihr Kind am Schul- und Freizeitsport wie seine Altersgenossen teilnehmen. Körperliche Beschäftigung und »normale« sportliche Betätigung lösen – von seltenen Ausnahmen abgesehen – keine epileptischen Anfälle aus und verschlimmern eine Epilepsie nicht.

Unfälle beim Sport sind bei Epilepsie-Patienten sehr selten auf einen Anfall zurückzuführen.

Dennoch bedarf die sportliche Betätigung – ebenso wie die berufliche Tätigkeit – gewisser Überlegungen, Vorsichtsmaßnahmen und Einschränkungen.

Wenn bei Ihrem Kind erstmals in der Schule epileptische Anfälle auftreten, so sollte seine Teilnahme sowohl am Schul- als auch am Freizeitsport für 2 bis 3 Monate unterbrochen werden, bis klar ist, wie häufig und in welchen Situationen die Anfälle auftreten. Für die Zeit danach können folgende Empfehlungen gelten:

- Bei Gymnastik und Sportspielen (zum Beispiel Volley- und Fußball, Tennis) bestehen keine Bedenken.

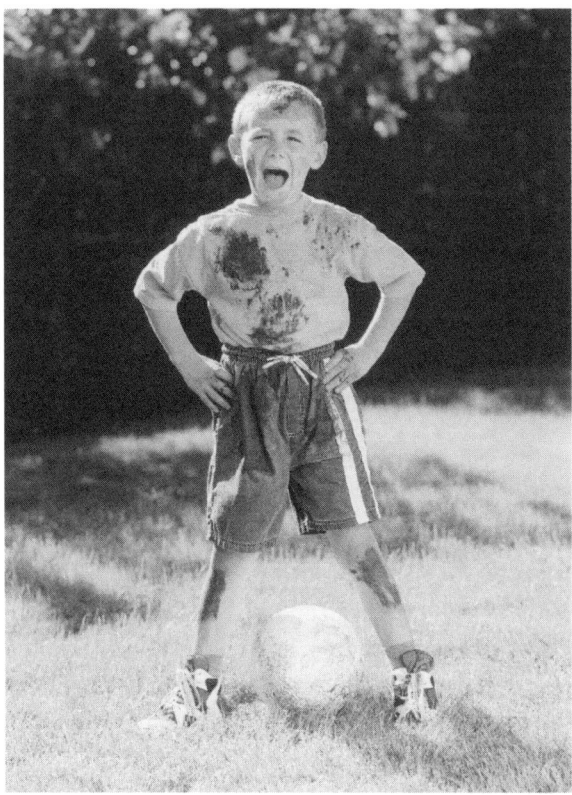

Fußball spielen –
kein Problem!

- Bei der Leichtathletik sollte eine Überanstrengung durch Läufe (insbesondere Langstrecken- und Hürdenläufe) vermieden werden.
- Beim Geräteturnen muss vor allem auf eine Absicherung durch Matten und ausreichende Hilfestellung geachtet werden; unter diesen Voraussetzungen sind Reck-, Barren- und Ringturnen in Brusthöhe möglich, ebenso Hoch- und Grätschsprünge am Pferd. Hohe Turngeräte, einschließlich Kletterstangen, sollten von Ihrem Kind nicht benutzt werden.
- Obwohl es nur ganz ausnahmsweise beim Schwimmen zu einem Anfall kommt, sollte Ihr Kind nie ohne Aufsicht zum Baden gehen; dabei muss diese zweite Person natürlich um die Anfälle des Kindes wissen und es im Notfall ans Ufer bringen können. In freien Gewässern (Meer,

Fluss, See) sollte Ihr Kind nie schwimmen – allenfalls mit einer Schwimmweste, die auch den Kopf eines Bewusstlosen über Wasser hält; ebenso sollte das Kind bei einer Bootsfahrt immer eine Schwimmweste überziehen. Auf Surfen und Tauchen sollte ganz verzichtet werden. Lassen Sie auch in der häuslichen Badewanne Ihr Kind nie ohne Aufsicht!

- Radfahren kann für das epilepsiekranke Kind und die anderen Verkehrsteilnehmer sehr gefährlich werden, falls dabei ein Anfall auftritt. Daher sollte es im dichten Straßenverkehr nur fahren, wenn es mindestens über 1 Jahr lang anfallfrei gewesen ist. Außerhalb stark befahrener Straßen sollte Ihr Kind nur fahren, wenn es unter der Behandlung seit mindestens 3 Monaten sicher anfallfrei ist. Selbstverständlich sollte es beim Radfahren den auch für gesunde Kinder empfohlenen Schutzhelm tragen!

Fernsehen, Computer, Diskobesuche: was ist zu beachten?

Besonders im Kindes- und Jugendalter kommt es bei Epilepsiekranken vor, dass das Flimmern eines Fernseh- oder Computer-Monitors oder einer Lichtorgel (zum Beispiel in Diskos und Gaststätten) Anfälle auslöst (so genannte Foto- oder Fernseh-Epilepsien, siehe Seite 53 f.). Der Arzt kann mithilfe des EEG's leicht feststellen, ob bei Ihrem Kind eine solche Überempfindlichkeit gegenüber Lichtreizen vorliegt. Es ist nicht erforderlich, Ihr »fotosensibles« Kind vom Fernsehen oder Computerspiel völlig auszuschließen; allerdings sind dabei gewisse Regeln zu beachten:

- Ihr Kind sollte nicht zu lange vor dem Fernsehschirm oder Computer sitzen – wobei die Dauer vor allem von pädagogischen Gesichtspunkten abhängig gemacht werden, aber nicht länger als 1 bis 1½ Stunden dauern sollte.
- Ihre Tochter oder Ihr Sohn darf nicht zu nahe vor dem Fernseher sitzen: der am weitesten entfernte Platz im Zimmer ist der beste; der Computer-Bildschirm sollte ggf. mit einer Blendscheibe abgedunkelt werden (siehe Seite 121).

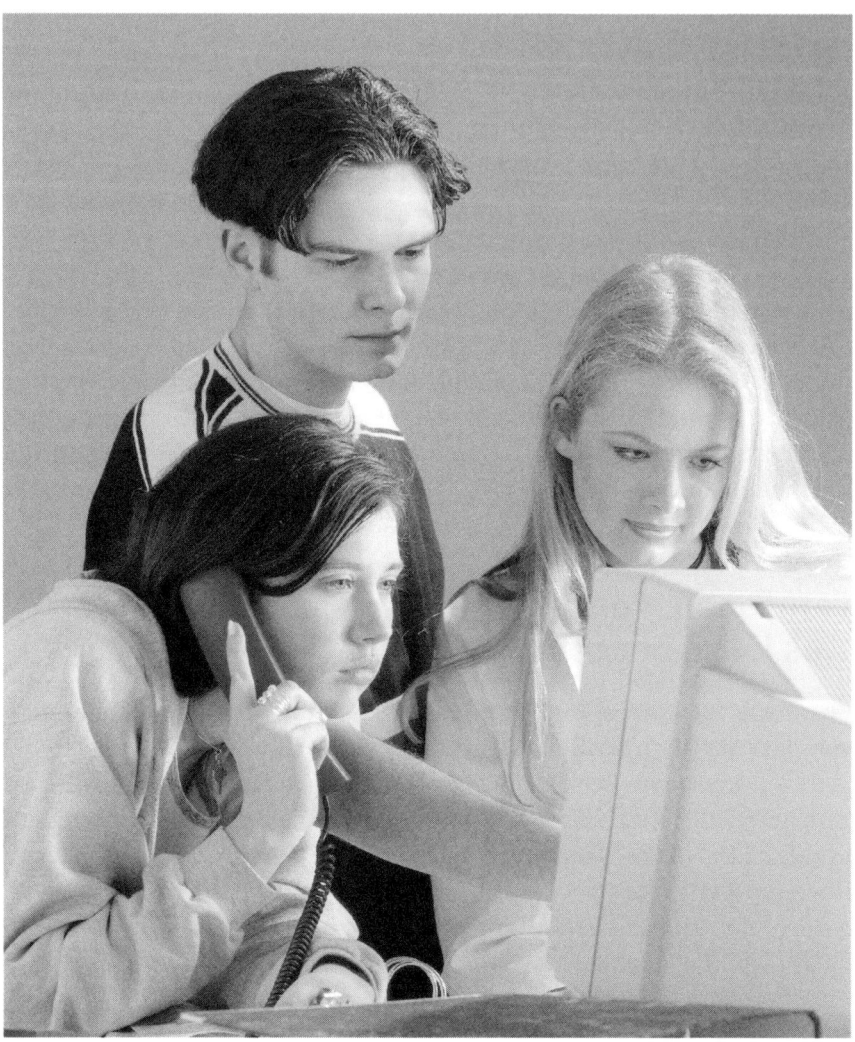

Nicht zu lange vor den Bildschirm – und das ggf. mit Blendscheibe.

- Dunkeln Sie das Zimmer beim Fernsehen und Computerspiel nicht zu sehr ab, damit die Hell-Dunkel-Kontraste nicht so ausgeprägt sind. In der Nähe des Computers oder Fernsehgerätes sollte eine zusätzliche Leuchte stehen, um ebenfalls die Lichtkontraste zu mildern.
- Das Fernseh- und Computerbild sollte farbig (nicht schwarz-weiß) und in der Kontrastwirkung nicht zu grell eingestellt sein.
- Schlafmangel und Müdigkeit beim Fernsehen und vor dem Computer erhöhen die Anfallbereitschaft weiter; deshalb sollte bei aufkommender Müdigkeit beides unterbleiben.

Wenn Ihr Kind eine ausgeprägte Flackerlicht-Empfindlichkeit (Fotosensibilität) hat, kann es erforderlich sein, den Monitor mit einer Blendscheibe (s.o.) abzudunkeln oder dem Kind eine dunkel getönte Brille zu geben. Diese sollte möglichst polarisierte Gläser haben, die der Augenarzt verschreiben kann.

Wenn Ihr Kind gerne mit dem Gameboy spielt, braucht das für Sie (zumindest was die Epilepsie angeht) kein Anlass zur Sorge zu sein. Die kleine Sichtscheibe dieser Spielzeuge (Flüssigkeitskristall-Display) ist nicht in der Lage, bei fotosensiblen Kindern epileptische Anfälle auszulösen. Deshalb kann auch bei Kindern mit Fotoepilepsie die Erlaubnis zum Gameboy-Spielen allein von pädagogischen Gesichtspunkten abhängig gemacht werden. Wenn Sie spezielle Fragen hierzu haben, sollten Sie auch diese mit dem Arzt besprechen.

So genannte Lichtorgeln in Großstädten und Diskotheken können für Ihr fotosensibles Kind eine Gefahr darstellen: Solche »Lichtmaschinen« sind prinzipiell in der Lage, bei entsprechend veranlagten Patientinnen und Patienten epileptische Anfälle auszulösen (siehe Jürgens Beispiel Seite 51 ff.). In diesen Fällen müssen im Gespräch mit dem Arzt bestimmte »Strategien« für den Disko-Besuch erarbeitet werden.

Fotosensibel – und trotzdem in die Disko: worauf ist zu achten?

- möglichst mit dem Rücken zur Lichtquelle sitzen;
- falls möglich, überwiegender Aufenthalt in einem Nebenraum ohne Lichtorgeln;
- ggf. eine dunkel getönte Brille tragen;
- Disko nur in Begleitung eines Freundes oder einer Freundin aufsuchen, der/die um die Fotosensibilität weiß;
- beim ersten »Unwohlsein« den Raum verlassen;
- im Verlauf des Abends in regelmäßigen Abständen ins Freie gehen;
- bei aufkommender Müdigkeit den Disco-Besuch abbrechen.

Aufgepasst im Straßenverkehr!

Wenn Ihr Kind immer wieder epileptische Anfälle hat, ist eine Teilnahme am Straßenverkehr mit Auto, Motorrad oder Mofa natürlich nicht möglich – zu groß wäre die Selbst- und Fremdgefährdung im Falle eines Anfalls. Die zur Zeit geltenden Vorschriften sind in der zweiten EU-Führerscheinrichtlinie (seit Juli 1998) europaweit verbindlich festgehalten. Dort sind auch die Bedingungen festgelegt, unter denen Anfallkranke den Führerschein neu erwerben oder wiedererlangen können.

Als Faustregel kann gelten, dass Epilepsiekranke nach zweijähriger Anfallfreiheit (wieder) am motorisierten Straßenverkehr teilnehmen können, sofern kein erkennbares Risiko für weitere Anfälle besteht (was mit einem EEG geprüft werden kann). Dies gilt auch für den Fall, dass weiterhin anfallhemmende Medikamente eingenommen werden müssen. Einzelheiten sollten Sie mit dem behandelnden Arzt besprechen.

Was ist bei Impfungen und Operationen wichtig?

Die meisten Impfungen stellen für epilepsiekranke Kinder und Jugendliche kein größeres Risiko dar als für gesunde – dies gilt insbesondere für Impfungen gegen Tetanus, Masern, Mumps, Röteln, Diphtherie, Kinderlähmung, Leberentzündung (Hepatitis A und B) und Hirnentzündung durch Zeckenbiss (FSME). Auch die neu eingeführte Impfung gegen Hämophilus influenzae (HIB) – dieses Bakterium kann eine gefährliche Hirnhautentzündung verursachen – scheint von anfallkranken Patientinnen und Patienten gut vertragen zu werden.

Vorsicht ist dagegen geboten bei der Impfung gegen Keuchhusten; hier sollte nur der neue, in Deutschland seit 1994 verfügbare – so genannte azelluläre – Impfstoff eingesetzt werden (und nicht der früher verwendete Ganzkeim-Impfstoff). Auch die Spritz-Impfungen gegen Typhus, Paratyphus und Cholera sollten bei anfallgefährdeten Kindern nicht (oder nur nach sorgfältiger Risikoabwägung) angewandt werden.

Bei eventuell erforderlichen Operationen (zum Beispiel Blinddarm, Mandeln, Leistenbruch) müssen Sie den Narkose- und den operierenden Arzt über die Krankheit und die eingesetzten Medikamente informieren.

Hinweis

Medikamente nicht unterbrechen!

Achten Sie darauf, dass bei Ihrem Kind auch während des Krankenhausaufenthaltes die Medikamentenbehandlung nicht unterbrochen wird – insbesondere wenn die Tabletten vor der Operation (nüchtern auf den OP-Tisch!) und bei Magen-Darm-Operationen vorübergehend ausgesetzt werden müssen. In diesen Fällen müssen anfallhemmende Mittel in den Muskel oder direkt in die Blutbahn gespritzt oder über den Darm verabreicht werden. Dieses Thema sollten Sie bereits vor dem Krankenhausaufenthalt mit dem zuständigen Krankenhausarzt besprechen.

Das Operationsrisiko ist durch eine Epilepsie im Allgemeinen nicht erhöht; einige wenige Medikamente gegen Epilepsien können die Gerinnungsfähigkeit des Blutes herabsetzen; der informierte Narkosearzt hält dann aber entsprechende Gegenmittel bereit.

Fallbeispiele

Entwicklungen

Wie ist nun der schulische bzw. der berufliche Weg bei den Kindern und Jugendlichen verlaufen, die wir als Patientinnen und Patienten bereits kennen gelernt haben?

Obwohl bei **Sebastian** die BNS-Epilepsie durch eine Hormontherapie erfolgreich behandelt werden konnte (siehe Seite 89 f.), bereitete die Entwicklung des kleinen Jungen den Eltern große Sorgen.

Der Besuch eines Regelkindergartens konnte für ihren Sohn nicht infrage kommen – das war Herrn und Frau Schulz bald klar. Sebastian hatte zwar erfreulich schnell und gut laufen gelernt; auch seine Hände stellten sich beim Spiel mit Klötzen und Spielzeugautos recht geschickt an. Die Sprachentwicklung setzte dann aber doch deutlich verzögert ein, und er erreichte hier nie das Niveau seiner Altersgenossen. Und auch in seiner übrigen Entwicklung wurde Sebastian allmählich von seiner Schwester, die eineinhalb Jahre nach ihm zur Welt gekommen war, überholt.

Nach vielen Gesprächen mit Mitarbeitern der Erziehungsberatungsstelle und mit Dr. Braun entschlossen sich Sebastians Eltern, ihren Jungen den Sonderschulkindergarten und später die Schule für geistig Behinderte besuchen zu lassen. Es war ihnen eine große Freude zu sehen, wie gern Sebastian den Kindergarten und später seine Schule besuchte. Jeden Morgen stand er erwartungsvoll am Fenster, um auf den Schulbus zu warten, und im Sommer sah er dem Ferienende immer ungeduldig entgegen. Herr und Frau Schulz hofften sehr, dass Sebastian einmal mit der gleichen Freude in die Werkstatt für Behinderte gehen würde, die sie schon frühzeitig als seine spätere Arbeitswelt ins Auge gefasst hatten.

Annette war ja bereits in die 2. Grundschulklasse gegangen, als sich die Absencen bei ihr eingestellt hatten (siehe Seite 31 und 90 f.). Sie war eine gute Schülerin, und das änderte sich auch in den folgenden Jahren nicht.

Nach der 4. Klasse erhielt das Mädchen die Empfehlung für den Besuch eines Gymnasiums. Ob sie später einmal Abitur machen wollte, um Lehrerin zu werden, oder ob sie nach der Mittleren Reife den beruflichen Weg zur Kindergartenschwester einschlagen würde – darüber machte sich Annette mit 14 Jahren (als ihre kleinen gelben »Bömbchen« schon 2 Jahre abgesetzt waren) nur selten Gedanken.

Es war für **Rainer** (siehe Seite 91 f.) eine große Enttäuschung, als Dr. Braun ihm dringend vom lang erträumten Beruf des Zimmermanns abriet.

»Wir haben deine Epilepsie mit den Tabletten und deiner vernünftigen Lebensweise zwar gut im Griff, Rainer; aber wir wissen letztlich nicht, ob du auch in Zukunft immer anfallfrei bleiben wirst. Du musst dein Medikament noch über Jahre einnehmen, und irgendwann wollen wir ja auch einmal daran denken, es wieder ganz abzusetzen. Stell dir vor, du bekommst dann – oder auch schon früher! – einen Anfall, wenn du oben auf dem Dachfirst eines Neubaus stehst! Das wäre eine Katastrophe! Du musst auf dem Boden bleiben, Rainer – auch da gibt es wunderschöne Berufe!«

Rainer ließ sich überzeugen – schweren Herzens allerdings! Aber einige Jahre später, als er als Technischer Zeichner in einem Architekturbüro gerade dabei war, die Dachkonstruktion eines Neubaus aufs Papier zu bringen, musste er bei der Erinnerung an das lange zurückliegende Gespräch lächeln. »Er hat Recht gehabt, der Doktor Braun«, dachte er. »Ich fühle mich an diesem Platz hier mindestens so wohl wie als Zimmermann auf dem Dachfirst – und viel sicherer!«

»Es geht **Petra** recht gut«, sagte Frau Seier zu Dr. Braun, als sie zusammen mit ihrer Tochter wieder einmal den Arzt aufgesucht hatten (siehe Seite 45 f. und 92 f.). »Wir haben den Eindruck, dass die Anfälle immer seltener und schwächer werden, stimmt's, Petra?«

Das Mädchen nickte eifrig. »Stimmt!«, bestätigte Petra. »Ich bin eigentlich ganz gesund!«

»Etwas anderes macht uns Sorge, Herr Doktor«, sagte Frau Seier. »Die Schule!«

Petra stand auf. »Kann ich was spielen?«

»Klar, Petra«, sagte Dr. Braun, »dort auf dem Tisch in der Ecke hat's schöne Puzzle-Spiele. Such dir was aus!«

»Ja, ja, sie hört's nicht gern, wenn ich über ihre Schulprobleme spreche«, sagte Frau Seier. »Aber es macht uns einfach Sorgen! Im Rechnen ist sie ganz gut, aber Lesen und vor allem Schreiben sind die reine Katastrophe! Ich habe Ihnen mal Petras Schulhefte mitgebracht!«

Dr. Braun blätterte aufmerksam in den Heften. »Ja, Frau Seier«, sagte er dann und reichte Petras Mutter die Hefte zurück, »das sieht wirklich so aus, als hätte Petra eine Schreib-Lese-Schwäche, eine Legasthenie.«

Und dann erklärte er ausführlich, dass das Zusammentreffen von Rolando-Epilepsie und bestimmten, umschriebenen Leistungsschwächen (»Teilleistungsschwächen«, wie Dr. Braun sie nannte) gar nicht so selten sei. »Wir Ärzte wissen auch nicht so genau, woran das liegt. Aber es könnte sein, dass das Nervensystem von Kindern mit Rolando-Epilepsie nicht nur Probleme mit der Ausbildung einer guten Anfallschwelle hat, sondern auch mit anderen Gehirnleistungen. Es ist so, als gäbe es da einfach in manchen Leistungsbereichen ein Ausreifungsproblem des Gehirns. Sie sehen ja selbst, dass Petra eine altersgerechte Intelligenz hat, aber sie hat auch ein paar Schwächen, eben Teilleistungsschwächen.«

»Ist das bei allen Kindern mit Rolando-Epilepsie so?«, fragte Frau Seier.

»Nein, keineswegs!«, antwortete Dr. Braun, »bei den meisten dieser Kinder finden wir solche Schwächen nicht; aber einige von ihnen haben doch mehr Probleme als ihre Altersgenossen, zum Beispiel im Hinblick auf das Tempo, die Konzentration, die Geschicklichkeit oder aber, wie Petra, das Schreiben und Lesen.«

Dr. Braun wusste, dass die Erziehungsberatungsstelle am Ort in Zusammenarbeit mit einigen Schulen einen Legasthenie-Kurs eingerichtet hatte. Dort meldete Frau Seier ihre Tochter an. Gleichzeitig bewirkte ein Attest von Dr. Braun, dass Petra vorerst von der Benotung bei Diktaten befreit wurde.

Auch in den folgenden Schuljahren hatte Petra noch ihre Schwächen in der Rechtschreibung – aber sie machte einen recht guten Hauptschulabschluss; und als sie später nach einer dreijährigen Ausbildung als Damen-Friseuse arbeitete, interessierte es ihre Kundinnen nicht, ob sie »Rettich« mit einem oder zwei ›t‹ schrieb – sie waren von Petras kunstvoll hergerichteten Frisuren begeistert!

Die Operation führte bei **Peter** zur Anfallfreiheit (siehe Seite 93 f.), nachdem in den Monaten vor dem Eingriff die fokalen Anfälle deutlich zugenommen hatten. Sie waren in dieser Zeit nicht nur häufiger, sondern auch stärker geworden. Nach diesen Anfällen war Peter meist sehr erschöpft, und wenn innerhalb weniger Tage mehrere Anfälle hintereinander auftraten, war der Junge nicht in der Lage, die Schule zu besuchen.

So war es kein Wunder, dass Peter durch die vielen Schulversäumnisse den Leistungsanforderungen vor allem in den Hauptfächern nicht mehr genügen konnte.

»Ich blick das nicht mehr«, sagte Peter etwa 6 Wochen nach der erfolgreichen Operation. »Ich hab einfach zu viele Lücken; ich glaub, ich sollte die Klasse wiederholen.«

Peters Eltern waren froh, dass ihr Sohn selbst diesen Vorschlag machte. Sie trugen sich auch schon längere Zeit mit dem Gedanken, Peter die Wiederholung der Klasse vorzuschlagen. Sie hatten gesehen, dass sich Peter im Unterricht und zu Hause bei den Hausaufgaben sehr schwer tat. Er hatte vor der Operation einfach zu häufig in der Schule gefehlt.

Peter wiederholte also die 8. Klasse, und das wirkte sich nicht nur sehr positiv auf die Schulleistungen, sondern auch auf Peters Lebensfreude aus. Er ging wieder gern zur Schule und freute sich zusammen mit seinen Eltern über gute Noten. Peter machte dann einen so erfolgreichen Hauptschulabschluss, dass er sich entschloss, noch zwei Jahre weiter zur

Schule zu gehen. Dies waren für den Jungen zwar zwei harte Jahre, aber er schaffte die Mittlere Reife!

Zu diesem Zeitpunkt nahm Peter schon kein Medikament mehr ein. Die Anfallfreiheit hielt weiter an!

»Welchen Beruf darf ich eigentlich nicht ausüben, Herr Doktor?«, fragte Peter, als er zu einer der seltenen Kontrolluntersuchungen bei Dr. Braun war.

»Rennfahrer und Bergsteiger sind ungeeignet«, sagte der Arzt lachend. Doch dann wurde er wieder ernst. »Spaß beiseite, Peter; du kannst praktisch alle Berufe, von ganz wenigen Ausnahmen abgesehen, ergreifen, ja, du kannst jetzt im Grunde frei wählen. Die früheren Anfälle können wir tatsächlich vergessen.«

»Ich habe zwei ziemlich entgegengesetzte Berufswünsche«, sagte Peter, »Krankenpfleger oder Kfz-Mechaniker. Könnte ich wirklich beides werden – trotz der früheren Anfälle?«

»Beides!«, erwiderte Dr. Braun, »trotz der früheren Anfälle! Aber ich an deiner Stelle würde mich nur für einen der beiden entscheiden!«

Einige Wochen später entschied sich Peter schließlich für den Kfz-Mechaniker, nachdem er sich von Dr. Braun nochmals hatte bestätigen lassen, dass auch der Führerschein-Erwerb kein Problem darstellen würde.

Drei Jahre nach ihrem ersten Besuch bei Dr. Braun saßen **Jürgen** und Uschi erneut im Sprechzimmer des Arztes.

»Herr Doktor«, begann Jürgen nach der Begrüßung, »ich habe da zwei Fragen, die ich gerne mit Ihnen besprechen würde.«

»Schieß los, Jürgen«, sagte Dr. Braun, »ich hab heute genügend Zeit!«

»Vor einigen Wochen habe ich das Abi hinter mich gebracht …«

»Meine herzlichen Glückwünsche, Jürgen«, unterbrach der Arzt und gab Jürgen die Hand, »find ich ganz toll – da kannst du ja gleich zu studieren anfangen!«

»Ja, deswegen bin ich ja eigentlich auch da! Ich wollte Sie nämlich fragen, ob etwas dagegen spricht, dass ich Jura studiere!«

»Da spricht überhaupt nichts dagegen«, antwortete Dr. Braun, »es sei denn, dass es in der Uni keinen Platz für dich gibt!«

»Das kann nicht sein. Jürgen hat nämlich ein ganz tolles Abi gemacht«, schaltete sich jetzt Uschi ein, »mit einem Durchschnitt von 1,7!«

»Nochmals Glückwunsch!«, sagte Dr. Braun anerkennend, »einen solchen Abi-Schnitt habe ich selber nicht geschafft!«

»Na, so schwer war es auch nicht«, wehrte Jürgen etwas verlegen ab und fuhr dann rasch fort: »Sie meinen also, ich kann trotz meiner Fotosensibilität Jura studieren?«

»Aber natürlich«, meinte Dr. Braun. »Außerdem haben wir doch im letzten EEG gesehen, dass die Fotosensibilität praktisch verschwunden ist!«

»Super, das war also die erste Frage!« Jürgen machte eine Pause.

»Und die zweite?«, ermunterte der Arzt.

»Nun«, begann Jürgen, »es geht um Folgendes: Ich bin zwar erst 19, und Uschi ist erst 18, aber wir könnten uns eine … eine gemeinsame Zukunft sehr gut vorstellen … erst später natürlich! Aber wir machen uns schon jetzt Gedanken … auch über Kinder und so!«

Jürgen war tatsächlich ein wenig rot geworden!

»Es ist immer gut, sich rechtzeitig über wichtige Dinge Gedanken zu machen«, sagte Dr. Braun, »ihr wollt also mal heiraten?«

»Ja, Herr Doktor«, mischte sich jetzt Uschi wieder ein, »wir würden gern eine … eine – wie sagt man – später mal eine Familie gründen. Und dazu gehören doch auch Kinder. Und da haben wir uns überlegt, ob unsere Kinder dann nicht vielleicht die Fotosensibilität von Jürgen erben würden und vielleicht sogar eine Epilepsie bekommen könnten!«

Dr. Braun nickte ernst. »Ich will euch das erklären. Eine Epilepsie ist keine Erbkrankheit und wird nicht von einer Generation auf die andere vererbt. Wenn ein Mensch eine Epilepsie aus Veranlagung hat, einfach deshalb, weil seine Anfallschwelle etwas zu niedrig ist, wenn also keine andere Krankheit oder Störung für die Epilepsie verantwortlich ist, dann kann er diese Anfallneigung an seine Kinder weitergeben; aber das heißt noch lange nicht, dass die dann tatsächlich epileptische Anfälle bekommen – da müssten noch andere Faktoren, andere Auslöser dazukommen. Das Risiko, Epilepsie zu bekommen, liegt bei diesen Kindern nur geringfügig über dem Durchschnitt.«

»Was heißt das, ich meine: In statistischen Zahlen ausgedrückt?«, fragte Jürgen.

»Nun«, antwortete der Arzt, »das durchschnittliche Risiko eines jeden Menschen, eine Epilepsie zu bekommen, liegt bei 0,5 bis 1 Prozent!«

»So hoch?«, staunte Uschi.

»Ja, die Epilepsie ist keine seltene Krankheit, jeder hundertste bis zweihundertste Mensch auf der Welt leidet an ihr. Und wenn ein Elternteil eine anlagebedingte Epilepsie hat, so liegt das Risiko für die Kinder bei 2 bis 4 Prozent, auch eine solche Epilepsie zu bekommen, also ein bisschen höher als in der Durchschnittsbevölkerung!«

»Das heißt, jedes 25. bis 50. Kind aus der Nachkommenschaft hätte dann auch eine Epilepsie – statistisch gesehen«, sagte Jürgen nachdenklich.

»Aber so viele Kinder wollen wir doch gar nicht!«, lachte Uschi, und die anderen beiden stimmten ein.

»Außerdem hab ich ja gar keine richtige Epilepsie, ich bin ja nur fotosensibel! Aber, Herr Doktor, wie ist das mit einer möglichen Vererbung meiner Fotosensibilität?«

»7 bis 8 Prozent aller Schulkinder haben eine Fotosensibilität, aber die allermeisten wissen das gar nicht, weil nur jedes 40. von ihnen auch tatsächlich einmal einen Anfall bekommt!«, antwortete Dr. Braun.

»Dann bin ich also so ein 40. Kind«, stellte Jürgen lachend fest. »Und wie hoch ist das Risiko für mein Kind, dass es auch eine Fotosensibilität hat?«

»Das liegt ein wenig über 7 bis 8 Prozent, aber selbst wenn es eine Fotosensiblität hätte, so würde das ja nicht heißen, dass es auch einen epileptischen Anfall bekommt!«

»Wir werden dem Nachwuchs einfach den Disko-Besuch verbieten«, erklärte Uschi, und wieder mussten alle Drei lachen.

»Ich denke, das wird gar nicht nötig sein«, sagte Dr. Braun. »Nun, sind alle Fragen beantwortet?«

Jürgen nickte. »Alle! Und wenn wir heiraten, laden wir Sie zu unserer Hochzeit ein!«

Dr. Braun stand auf. »Ihr könnt euch drauf verlassen: Ich werde da sein!«

Woher können Probleme im geistig-seelischen Bereich kommen?

Eine Epilepsie ist zwar im Wesentlichen durch das Auftreten epileptischer Anfälle gekennzeichnet; neben den Anfällen können aber weitere Krankheitssymptome oder zumindest Problemfaktoren vorliegen und ihr Erscheinungsbild beeinflussen. Dies gilt in erster Linie für den psychischen (geistig-seelischen) Bereich.

Gut die Hälfte aller Epilepsiekranken unterscheidet sich in psychischer Hinsicht nicht von der Durchschnittsbevölkerung; 70 Prozent aller anfallkranken Kinder und Jugendlichen besuchen eine Regel- oder weiterführende Schule.

Die Geschichte zeigt, dass manche Anfallkranke selbst ohne wirksame Therapie ihre Mitbürger an Intelligenz oder Genialität weit überragten. Bedeutende Staatsmänner wie Alexander der Große, Caesar und Napoleon litten an epileptischen Anfällen, ebenso die Dichter Flaubert und Dostojewski, der Philosoph Sokrates, der Naturforscher Helmholtz, Papst Pius IX, der Maler van Gogh.

Dennoch: es besteht kein Zweifel, dass sich unter epilepsiekranken Menschen häufiger Männer und Frauen, Jugendliche und Kinder finden, die im Vergleich mit ihren gesunden Altersgenossen psychisch auffällig sind. Woher kommt das?

Die Grundkrankheit der Epilepsie

In diesem Buch wurde schon mehrfach darauf hingewiesen, dass eine Epilepsie in vielen Fällen Kennzeichen oder Symptom einer hirnorganischen Störung ist. Je nach Ausmaß und Sitz der Grundkrankheit können Intelligenz, Verhaltensweisen und bestimmte Teilleistungen Ihres Kindes (zum Beispiel logisches Denken, Tempo, Konzentrationsvermögen) in unterschiedlicher Stärke von dieser Krankheit beeinträchtigt sein. Hier wären also epileptische Anfälle und psychische Störungen zwei verschiedene Kennzeichen derselben Ursache (nämlich der hirnorganischen Störung – zum Beispiel Narbe nach schwerem Unfall mit Hirnquetschung). Selbstverständlich können bei ausgedehnten Hirnstörungen noch weitere Symptome dazukommen – zum Beispiel der Sprache, der Sinnesorgane oder der Motorik.

Die Auswirkungen der Anfälle

Wiederholt auftretende epileptische Anfälle (dies gilt auch für Grand-mal-Anfälle) führen nicht zu einer zusätzlichen Hirnfunktionsstörung. Von dieser Regel gibt es Ausnahmen: Grand-mal-Anfälle, die ungewöhnlich lange dauern (15 Minuten und mehr, Grand-mal-Status, siehe Seite 35), die in Serie auftreten (zum Beispiel sechs oder acht Anfälle in 3 Stunden) oder auch eine insgesamt hohe Anfallszahl (zum Beispiel mehr als 100 Grand-mal-Anfälle bis zum 5. Lebensjahr) können zu anfallbedingten Hirnschädigungen führen (im Fachjargon sprechen wir hier von iktogenen Hirnschädigungen), die ihrerseits dann für psychische Auffälligkeiten verantwortlich sind. So genannte kleine Anfälle (zum Beispiel Absencen, Myoklonien, partial-komplexe Anfälle) sind zwar während des unmittelbaren Anfalls häufig von einer kurzfristigen, »anfallbedingten«, psychischen Auffälligkeit begleitet, zum Beispiel fehlende Ansprechbarkeit oder geistige Abwesenheit, sie führen jedoch nicht zu bleibenden Schädigungen, auch dann nicht, wenn sie in großer (statusartiger) Häufung auftreten.

Allerdings gibt es Hinweise dafür, dass ein »EEG-Status« zu psychischen oder sprachlichen Einbußen führen kann, wenn dieser Zustand über Wochen und Monate anhält (eventuell auch nur im Schlaf!). Ein »EEG-Status« ist das ständige Auftreten von »Krampfaktivität« in der Hirnstromkurve, ohne dass es klinisch sichtbare Anfallsymptome gibt.

Fallbeispiel

Lukas, psychische Veränderungen

Es war kurz nach 17 Uhr, als bei Hubers das Telefon schrillte.

»Hier ist Frau Kemper, Melanie Kemper«, hörte Frau Huber eine leise Stimme. »Sie wissen doch, ich leite die Kindergartengruppe, in die auch Ihr Lukas geht.«

»Ach, jetzt weiß ich. Sie sind die Melanie, von der Lukas immer so begeistert erzählt. Er mag Sie ja sehr!«

»Ich mag ihn auch sehr, Frau Huber, wirklich. Aber … es gibt zur Zeit … wie soll ich sagen – es gibt Probleme zwischen Lukas und mir; oder besser gesagt: zwischen Lukas und den übrigen Kindern, und damit natürlich auch zwischen Lukas und mir! Und … und das ist auch der Grund, warum ich Sie heute anrufe.«

»Probleme, Melanie?«, fragte Frau Huber. Wenn Melanie einen Telefon-Monitor gehabt hätte, so würde sie die Falten auf Frau Hubers Stirn gesehen haben.

»Ja, Frau Huber, in den letzten Wochen ist Lukas anders geworden, anders als früher. Früher, da war er so … so harmonisch, so ausgeglichen, er konnte sich ganz lange mit einem Spiel beschäftigen, war geduldig und hat sich von den anderen Kindern nicht ärgern, nicht provozieren lassen. Er ist über solche Situationen einfach hinweggegangen, so, als würde er darüber stehen …« Die Erzieherin schwieg.

»Und jetzt«, fragte Frau Huber, »ist das jetzt anders?«

»Ja, Frau Huber, ganz anders! Fast möchte ich, entschuldigen Sie, bitte, fast möchte ich sagen: Er ist wie ein umgedrehter Handschuh, das Gegenteil von dem Kind, das Sie uns vor einem halben Jahr im Kindergarten vorgestellt haben. Ich weiß den Tag noch ziemlich genau, ich glaub, es war ein Tag nach seinem dritten Geburtstag.«

»Sie sagen, es sei jetzt ein anderes Kind – wie sieht dieses Kind denn jetzt aus, Melanie? Was heißt ›anders‹?«

»Darf ich Ihnen ein paar Beispiele aufzählen, Frau Huber?«

»Aber natürlich!«

»Heute Morgen zum Beispiel hat er, kaum dass er im Gruppenraum war, einer Stoffpuppe den Arm abgerissen und sie dann an die Wand geworfen. Dann hat er mit einer ganz schnellen Handbewegung das Puzzle, das die kleine Veronika fast zu Ende gelegt hatte, vom Tisch gewischt. Dann ist er wie ein Wirbelwind aus dem Zimmer gerannt und ist im Nachbarraum auf den Tisch geklettert, um an das Mobile heranzukommen, das dort von der Decke hängt. Als ich ihn endlich wieder eingefangen hatte, hat er mich getreten und geschlagen – so etwas hat er früher nie getan! Gestern zum Beispiel hat er dem kleinen Robert an den Kopf gehauen, nur weil der im Waschraum versehentlich das Handtuch von Lukas benützt hatte. Ich kann den Jungen kaum aus den Augen lassen, so unruhig, so umtriebig, so … so nervös ist er!« Melanie Kemper schwieg. Dann fragte sie: »Sind Sie noch da, Frau Huber?«

»Natürlich bin ich noch da, Melanie«, antwortete Frau Huber, »nur … nur … ich bin ein wenig sprachlos über das, was Sie mir da erzählen!«

»Aber Frau Huber … ich weiß nicht … das muss Ihnen doch zu Hause auch schon aufgefallen sein! Es ist doch nicht möglich, dass Lukas nur im Kindergarten plötzlich so … so anders ist als vorher! Ist Ihnen wirklich nichts aufgefallen?«

»Doch, doch – Sie haben ja Recht, Melanie«, meinte Frau Huber leise. »Auch uns, ich meine meinem Mann und mir, ist in den letzten Wochen aufgefallen, dass Lukas irgendwie anders ist als früher. Und Brigitte, seine kleine Schwester, spürt es am meisten. Er plagt und drangsaliert sie von morgens bis abends. Er ist wie aufgedreht, ganz ungesteuert, irgendwie … wie soll ich sagen … irgendwie hemmungslos!«

»Meinen Sie denn, dass Lukas krank ist, Frau Huber? Waren Sie denn schon beim Arzt mit ihm?«

Frau Huber schwieg eine Weile, dann antwortete sie: »Ja, Melanie, Lukas ist krank, aber ich weiß gar nicht, ob seine Krankheit mit diesem veränderten Verhalten zusammenhängt.«

Und dann erzählte Frau Huber, dass Lukas in den letzten 10 Monaten insgesamt vier Fieberkrämpfe gehabt hatte und dass der Kinderarzt vor 6 oder 8 Wochen eine Behandlung mit einem Medikament begonnen hat. Es sei zwar in den letzten Wochen kein Anfall mehr aufgetreten, obwohl Lukas zweimal hohes Fieber gehabt habe, aber das Verhalten – da müsse sie Melanie Recht geben – das Verhalten habe sich deutlich verändert, und zwar zum Negativen.

»Meinen Sie, dass es an dem Medikament liegt, Frau Huber?«

»Ja«, sagte Frau Huber, »ich glaube, dass das Medikament Lukas so verändert hat, er verträgt es wohl nicht. Der Kinderarzt hat bei der Verschreibung auch gesagt, dass manche Kinder durch dieses Medikament in ihrem Verhalten ein wenig beeinträchtigt würden, sie könnten zum Beispiel müder oder, im Gegenteil, etwas lebhafter werden!«

»Etwas lebhafter!«, rief Frau Kemper, »er ist, wenn ich das sagen darf, nicht einfach lebhafter geworden – er ist zur Zeit ein richtiger Wirbelsturm.«

(Den weiteren Verlauf der psychischen Veränderungen bei Lukas siehe Seite 139f.)

Die Nebenwirkungen der anfallhemmenden Medikamente

Die Medikamente gegen Epilepsie werden zwar überwiegend gut vertragen, sie können aber bei Ihrem Kind auch zu körperlichen Problemen und/oder Nebenwirkungen im geistigen oder seelischen Bereich führen. Zu den letztgenannten gehören beispielsweise Müdigkeit, Verlangsamung der Denkabläufe, Konzentrationsschwäche, aber auch »Nervosität«, Steuerungsschwäche, Unruhe, Aggressivität und kaum zu beherrschende Hyperaktivität.

Manche Medikamente können auf die Psyche (die Seele, das Wesen) des Kindes so ungünstig wirken, dass die Eltern sagen: »Ich kenne mein Kind nicht mehr!« (siehe oben das Beispiel des kleinen Lukas). Erzählen Sie Ihrem Arzt von diesen Veränderungen, die Sie beobachten. Er wird sie ernst nehmen und ggf. die Dosis ändern oder das Medikament wechseln.

Verletzungen durch epileptische Anfälle

Epileptische Anfälle können mit schweren hirnorganischen Verletzungen einhergehen – insbesondere wenn es durch die Anfälle zu Stürzen kommt (Grand mal; »kleine« Sturzanfälle). So kann es zum Beispiel durch Hirnquetschungen oder Hirnblutungen zur zusätzlichen Beeinträchtigung der Funktionen im geistigen und seelischen Bereich kommen. Aus diesem Grund müssen manche Anfallkranke, bei denen das Anfallgeschehen durch Medikamente nicht zuverlässig in den Griff zu bekommen ist, eine »Fallhaube« tragen – einen Sturzhelm, der beim Sturz vor Verletzungen schützt.

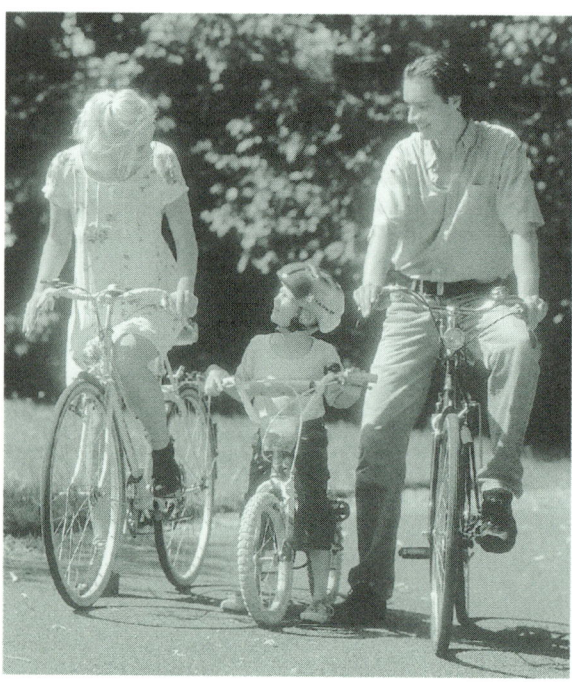

Ein flotter Sturzhelm
beim Fahrrad fahren –
und los geht's!

Ihr Kind reagiert auf das Verhalten von Eltern, Lehrern und Mitschülern

Manche Auffälligkeiten im Verhalten anfallkranker Menschen beruhen nicht auf Funktionsstörungen der Hirnzellen, sondern hängen mit äußeren Einflüssen zusammen: Wenn Eltern und Erzieherinnen nicht erkennen und berücksichtigen, dass die Leistungsstörungen des Kindes durch die Krankheit bedingt sind, kann es schnell zur Überforderung kommen. Hierauf reagieren Kinder in der Schule oft mit Kaspereien, zu Hause mit Trotz, Aggressivität und Leistungsverweigerung.

● Überängstliche Eltern, die ihr krankes Kind vor allem schützen und behüten wollen, verbieten ihm zu vieles und wagen gar nichts von ihm zu fordern. Dies führt bei Kindern – auch bei älteren – oft zu kleinkindhaften Verhaltensweisen.

- Hänseleien in der Schule oder am Ausbildungsplatz, das Bloßstellen durch uneinsichtige oder schlecht informierte Lehrerinnen und Lehrer, Beschimpfungen als »Geistesschwacher«, »Muttersöhnchen«, »Elektrizitätswerk« oder »Krampfer« durch Mitschüler oder Nachbarkinder können bei dem kranken Kind zu Aggression, aber auch zu schwerer Kränkung und Rückzug führen.
- Wenn Ihr Kind wegen der Krankheit gelegentlich an Freizeitaktivitäten nicht teilnimmt, können manche Altersgenossen darauf mit Ablehnung reagieren, was die Isolierung Ihres Kindes zur Folge haben kann.

Verschiedene Ursachen kommen zusammen

Nicht selten können sich auffällige Verhaltensweisen, die durch eine organische Störung des Nervensystems bedingt sind, mit denen kombinieren, die durch äußere Faktoren (zum Beispiel Medikamente, Reaktion auf das Verhalten von Mitschülern) hervorgerufen werden. Es kann dann mitunter sehr schwierig werden, die eine Ursache von der anderen zu trennen. Eine solche Unterscheidung ist aber häufig notwendig, um die entsprechende Hilfe einleiten zu können; ggf. sollte ein Psychologe eingeschaltet werden, der im Umgang, in der Diagnose und in der psychischen Betreuung von anfallkranken Kindern und Jugendlichen Erfahrung hat.

Für Sie als Eltern und die anderen Vertrauenspersonen in der Umgebung des Kindes ist es wichtig, sich diese möglichen Probleme klar zu machen. Je bewusster Sie sich Ihres eigenen Verhaltens sind und je aufmerksamer Sie die seelische Entwicklung Ihrer Tochter oder Ihres Sohnes verfolgen, desto eher werden Sie Probleme wahrnehmen und können darauf reagieren – wenn nötig auch mit Hilfe Ihres Arztes oder einer Psychologin.

Fallbeispiel

Die Entwicklung der psychischen Veränderungen bei Lukas

Das Telefongespräch mit Melanie (siehe Seite 134 ff.) hatte Frau Huber darin bestärkt, nochmals ausführlich mit ihrem Kinderarzt über die Verhaltensprobleme bei Lukas zu sprechen. »Ich werde Sie mit Ihrem

Sohn zu einem Spezialisten schicken«, hatte dann der Arzt gesagt, »der wird Ihnen und Lukas besser weiterhelfen als ich es kann; ich will Sie zu Dr. Braun überweisen.«

»Tja«, meinte Dr. Braun, als ihm Frau Huber und Lukas erstmals in seinem Sprechzimmer gegenübersaßen, »das Medikament, das Lukas wegen seiner Fieberkrämpfe bekommt, ist ein hervorragendes Mittel gegen Anfälle, aber es kann sehr unangenehme Nebenwirkungen verursachen. Wir sehen leider häufig, dass Kinder – gerade in diesem Alter! – auf das Medikament mit Nervosität, Unruhe und mangelnder Steuerung reagieren!«

»Genauso hat Lukas auch reagiert«, bestätigte Frau Huber. »Selbst die Erzieherinnen im Kindergarten kommen kaum mehr zurecht mit ihm! Was sollen wir denn jetzt machen, Herr Doktor? Ich hab ja so Angst vor diesen Fieberkrämpfen, und ich war so froh, dass sie seit diesem Medikament weg sind! Sollen wir vielleicht die Dosis zurücknehmen?«

»Das würde nicht viel ändern, Frau Huber«, sagte der Arzt. »Meist kommt es bei Kindern, wenn sie eine Neigung zu solchen Nebenwirkungen haben, schon bei geringer Dosierung zu den unangenehmen Begleiterscheinungen. Ich möchte Ihnen deshalb vorschlagen, dieses Medikament durch ein anderes zu ersetzen.«

So geschah es, und Lukas und seine Eltern hatten das Glück, dass die Anfallfreiheit – selbst bei hohem Fieber – auch unter dem neuen Medikament anhielt. Fast noch wichtiger war aber, dass sich das Verhalten von Lukas innerhalb von 2 bis 3 Wochen wieder völlig normalisierte!

»Jetzt haben wir wieder unseren alten Lukas, so, wie wir ihn kennen!«, sagten die Erzieherinnen zu Frau Huber, als sie sich einen Monat nach der Medikamenten-Umstellung bei Melanie und ihren Kolleginnen nach Lukas' Verhalten erkundigte.

Und als das neue Mittel dann nach dem 6. Geburtstag des Jungen allmählich abgesetzt wurde, da blieb Lukas auch ohne anfallhemmendes Medikament anfallfrei, und zu schwerwiegenden Verhaltensproblemen kam es auch nicht mehr – nicht einmal später in der kritischen Pubertätszeit!

Welche Maßnahmen helfen im Umgang mit der Krankheit?

Akute Erkrankungen wie zum Beispiel eine Mittelohrentzündung, Grippe oder Gelenkverstauchung sind zwar kurzfristig unangenehm, mitunter sehr schmerzhaft und können auch äußerst lästig sein, aber sie erfordern keine großen und vor allem keine länger dauernden Strategien der Bewältigung.

Dies ist bei einer chronischen Erkrankung ganz anders; sie begleitet uns und unseren Alltag für längere Zeit, mitunter unser ganzes Leben, und wir müssen sie in unsere Lebensgestaltung und -planung einbeziehen. Je nachdem wie schwer sie ist und wie sie sich äußert, kann eine solche chronische Krankheit zu einem wesentlichen, eventuell sogar zu einem beherrschenden Faktor einer Lebensphase oder unseres ganzen Lebens werden. Dies bedeutet, dass wir uns in einer besonderen Weise auf sie einstellen und spezielle Maßnahmen entwickeln müssen, um die Krankheit zu bewältigen. Diese notwendigen »Bewältigungsstrategien« gelten in erster Linie für die Kranken selbst, mitunter aber – und das gilt insbesondere im Kindesalter – auch für ihr persönliches Umfeld.

Es gibt Epilepsien, die so symptomarm und mild verlaufen, dass sie den Alltag der Betroffenen und ihrer Umgebung kaum beeinflussen – zum Beispiel eine Rolando-Epilepsie mit seltenen, meist nur im Schlaf auftretenden Anfällen (siehe Seite 46 f.), oder eine therapeutisch gut eingestellte Pyknolepsie (siehe Seite 37 f.). Auf der anderen Seite gibt es Epilepsien, die im Alltag einer intensiven Rücksichtnahme bedürfen und bestimmte Konsequenzen erfordern, insbesondere dann, wenn die Anfälle häufig auftreten und klinisch sehr ausgeprägt sind und wenn neben den epileptischen Anfällen auch noch andere Symptome, also zusätzliche Kennzeichen einer Hirnfunktionsstörung bestehen.

Wichtigste Regel: Offenheit

Gerade weil die Epilepsie noch immer mit so vielen Vorurteilen und falschen Vorstellungen behaftet ist, ist der offene Umgang mit dieser Krankheit besonders wichtig. Dies betrifft den engen Familienkreis, aber auch die Verwandtschaft, Freundinnen und Freunde sowie das weitere soziale Umfeld, denn – Information hilft gegen Vorurteile.

Klären Sie Ihr Kind auf!

Je jünger Ihr anfallkrankes Kind ist, desto weniger notwendig ist für das Kind eine eigene Bewältigungsstrategie. Ein Säugling, der an einem West-Syndrom leidet, empfindet seine BNS-Anfälle zwar meist als sehr unangenehm, ist sich aber seiner Krankheit, ihrer Auswirkungen und Folgen nicht bewusst. Dies ändert sich bereits im Kleinkindalter. Schon ein zwei- bis dreijähriges Kind kann durchaus – je nach seinem Entwicklungsstand, nach der Epilepsieform und der Art der Anfälle – wahrnehmen, dass während des Anfallgeschehens »etwas mit ihm passiert« oder die Eltern sich ihm gegenüber zeitweise anders verhalten als gegenüber den älteren Geschwistern. Schon bald wird das Kind erkennen, dass es sich in manchem von seinen Altersgenossen und Spielkameradinnen unterscheidet, dass es beispielsweise bestimmte Dinge nicht tun darf, wie auf

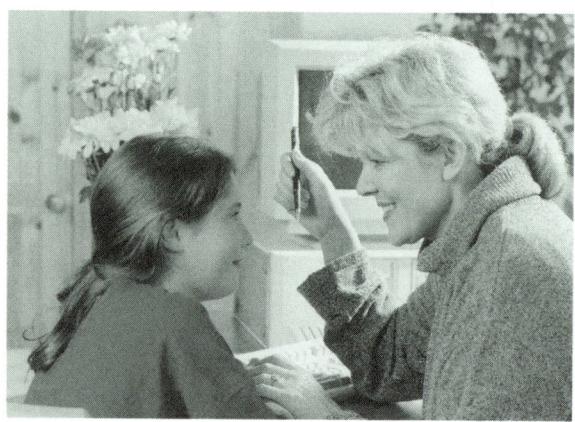

Nehmen Sie sich Zeit
für Ihr Kind und seine
Probleme.

Bäume klettern, ausnahmsweise länger aufbleiben oder mit den anderen Kindern im Schwimmbecken toben. Der kleine Patient muss erfahren, dass in seinem Beisein oft über ihn gesprochen wird (in für ihn ganz unverständlichen Worten), dass er »Medizin« einnehmen und immer wieder den »Onkel Doktor« besuchen muss. Ihr Kind wird – wenn es nicht durch eine schwere geistige Behinderung daran gehindert wird – allmählich immer mehr und immer bewusster mit seiner Krankheit konfrontiert.

Zunächst wird es den Ereignissen zumindest erstaunt, häufiger aber auch ratlos und erschreckt gegenüberstehen. Das heißt, dass je nach Entwicklungsstand, Reife und Intelligenz des Kindes Möglichkeiten des Umgangs mit der Krankheit, der Bewältigung, gefunden werden müssen. Da Ihr Kind zunächst nicht in der Lage sein wird, eine solche Bewältigung von sich aus zu Stande zu bringen, ist dazu die Hilfe der Familie, insbesondere Ihre Hilfe als Eltern notwendig.

Da ein »guter«, ein sinnvoller Umgang mit einem Problem erst dann möglich ist, wenn man es erkennt und versteht, ist es unerlässlich, dass Sie Ihre Tochter oder Ihren Sohn über die Krankheit »aufklären«, also informieren. Wann und wie Sie dies machen, hängt natürlich von sehr vielen und sehr persönlichen Gesichtspunkten ab. Wichtig ist in jedem Fall, den Zeitpunkt und die Art und Weise dieser Aufklärung immer der jeweiligen Entwicklung Ihres Kindes anzupassen.

Der offene Umgang mit dem »Problemfeld Epilepsie« sollte – vor allem in der Familie – selbstverständlich sein.

Jede Frage, die das Kind zu seiner Epilepsie hat, muss also – wie alle Kinderfragen – sorgfältig und dem Verständnis des Kindes entsprechend beantwortet werden. Schwieriger ist es jedoch, die ungestellten oder wortlosen Fragen wahrzunehmen und zu beantworten. Schon ein Kleinkind hat solche »stummen« Fragen, durchaus schon vor dem dritten Geburtstag. Es ist deshalb notwendig, dass Sie schon in dieser Entwicklungsphase mit Ihrem Kind über seine Erkrankung sprechen und ihm klarmachen, warum dieses oder jenes getan werden, das andere aber unterlassen werden muss, weshalb es in mancherlei Hinsicht Unterschiede zu

Altersgenossen und Geschwistern gibt, warum Untersuchungen und Tabletten notwendig sind.

Empfehlung

Vergleiche nutzen

Mitunter kann es hilfreich sein, wenn Sie zum Vergleich auf die gesundheitlichen Probleme von Menschen hinweisen, die dem Kind vertraut sind: Der Papa, der dauernd eine Brille braucht; die Oma, die morgens und abends Tabletten einnehmen muss; die Patentante, die wegen ihrer Zuckerkrankheit keine Schokolade essen darf; der Nachbarjunge, der wegen einer Operation dringend ins Krankenhaus muss. Wenn Ihr Kind schon älter ist, mag auch der Hinweis auf »prominente Epilepsiekranke« (siehe Seite 132) sinnvoll und nützlich sein.

Schon in dieser frühen Lebensphase müssen Sie dem Kind klarmachen, dass an Epilepsie zu leiden keine Schande ist, dass sie eine Erkrankung ist wie andere auch und behandelbar, ja heilbar ist. Damit soll dem Kind (und dies gilt später in gleicher Weise für den Jugendlichen) deutlich und verständlich werden, dass Epilepsie nicht verheimlicht werden muss – dass man sie zwar nicht wie auf einem Schild vor sich her tragen soll, aber im gegebenen Augenblick und in bestimmten Situationen kein Geheimnis daraus gemacht zu werden braucht, zum Beispiel dann, wenn ein bestimmtes Verhalten oder eine durch die Epilepsie bedingte Notwendigkeit zu erklären ist.

Besonders wichtig ist es, dem Kind immer wieder deutlich zu machen, dass die Epilepsie nichts an der Zuneigung und der Liebe zu ihm ändert und die Beziehungen untereinander in keinster Weise belastet und einschränkt.

Erzählen Sie es Ihrem Verwandten- und Freundeskreis

Aus verschiedenen Gründen kann es sinnvoll und nützlich sein, Verwandte über das eigene anfallkranke Kind rechtzeitig zu informieren. Natürlich hängt eine solche Information unter anderem von der Art des Umgangs miteinander ab, von den Gepflogenheiten in der Familie, von der »Nähe«, den Kontakten zwischen den Familienmitgliedern und von der emotionalen Situation.

Da bei manchen Epilepsien eine genetische Veranlagung eine (mit-)verursachende Rolle spielt, ist es zum einen wichtig, sich in der engeren und weiteren Familie nach Personen zu erkundigen, die schon einmal epileptische Anfälle erlitten haben; zum anderen kann es natürlich für andere Familienmitglieder interessant und wichtig sein zu wissen, ob und wie ausgeprägt eine familiäre »Anfalldisposition« (Veranlagung – siehe Seite 62) vorhanden ist. In diesem Zusammenhang kann es durchaus sinnvoll sein, ggf. eine humangenetische Beratungsstelle aufzusuchen – zum Beispiel wenn Geschwister oder Vettern bzw. Kusinen eines anfallkranken Kindes, bei dem eine solche Disposition vermutet wird, heiraten und eigene Kinder haben wollen. (Bei der Suche nach einer solchen Beratungsstelle kann Ihnen Ihr Arzt behilflich sein.)

Auch für den Fall, dass Ihr Kind anlässlich von Besuchen, Familienfesten oder Ferienaufenthalten mit anderen Familienmitgliedern oder Freundinnen und Freunden zusammentrifft und eventuell sogar in deren Obhut gegeben wird, ist eine entsprechende Information sinnvoll, ja erforderlich. Außerdem ist eine aktive und offene »Aufklärung« grundsätzlich immer die beste Vorbeugung bezüglich Vorurteilen, Gerüchten und Schuldzuweisungen.

Das weitere soziale Umfeld

Selbstverständlich gehören Krankheiten zum ganz persönlichen Bereich des Einzelnen und interessieren in der Regel wenig außerhalb des Familien- und Freundeskreises. Wenn jedoch Krankheiten – und dies gilt besonders für chronische Krankheiten wie auch für Behinderungen – Auswirkungen auf den Alltag, auf die Situation im Kindergarten, in der

Schule, am Arbeitsplatz, »in der Gesellschaft« haben, so ist es sinnvoll und notwendig, die Menschen, mit denen das Kind nahezu täglich zu tun hat, angemessen zu informieren.

> ### Hinweis
>
> ### Aufsichtspersonen informieren
>
> Vor allem, wenn Sie anderen Menschen die Aufsicht und Verantwortung für Ihr Kind – sei es auch nur für eine kurze Zeit – übertragen müssen und Sie für diese Zeit einen Anfall nicht ganz ausschließen können, sind die Informationen besonders notwendig. Dies gilt zum Beispiel für eine Erzieherin im Kindergarten, den Lehrer in der Schule, den Betreuer während einer Freizeitunternehmung oder auch für die Nachbarin, die abends für zwei oder drei Stunden in der Familie »babysittet«.

»Angemessen informieren« bedeutet nicht, dass Sie die gesamte Vorgeschichte, die vermutete Ursache, die bisherigen Therapieversuche oder den Krankheits- und Entwicklungsverlauf des Kindes in allen Einzelheiten berichten müssen! »Angemessen informieren« bedeutet insbesondere, dass Sie Hinweise geben, was passieren könnte, wie Anfälle bei Ihrem Kind aussehen können und vor allem, was im »Bedarfsfall«, also beim Auftritt eines Anfalls, getan werden sollte.

Eine Betreuungsperson darf auf keinen Fall von einem Anfall bei Ihrem Kind völlig überrascht werden, weil Sie zuvor keinerlei Informationen gegeben haben. Sie müssen im Vorfeld die angemessene Reaktion und die notwendige Vorgehensweise ganz genau besprechen, eventuell sogar einüben (zum Beispiel wie eine Rektiole verabreicht wird oder wer wie benachrichtigt werden soll). Wenn die Betreuungsperson von der Krankheit Ihres Kindes nichts weiß, ist sie im Ernstfall unsicher, ängstlich und macht Fehler. Dem können Sie durch ausreichende Information vorbeugen.

Mitunter empfiehlt es sich, den Personen, denen man das Kind zeitweise anvertraut, gut verständliches Informationsmaterial über die Krankheit zu geben (siehe Literaturempfehlungen im Anhang dieses Buches). Im

Übrigen gilt natürlich auch hier: Information ist die beste Vorbeugung gegen Vorurteile und Vorbehalte.

Wie viel muss der Arbeitgeber wissen?

Die Ausbildungs- und Arbeitsplatzsuche sind heutzutage für Jugendliche leider häufig schwierig und enttäuschend. Das Problem vergrößert sich noch, wenn dabei zusätzlich eine chronische Krankheit oder eine Behinderung des oder der Arbeitssuchenden berücksichtigt werden muss. Manche Jugendliche, die durch eine ergebnislose Suche frustriert sind, entschließen sich, die Epilepsie beim nächsten Vorstellungsgespräch zu verschweigen. Das ist zwar verständlich, jedoch eine falsche (und rechtlich nicht zulässige) Vorgehensweise – von Ausnahmen abgesehen.

Der Arbeitgeber hat das Recht, bei der Einstellung die Berufseignung durch Fragen an die Arbeitnehmerinnen und Arbeitnehmer und unter Umständen durch eine ärztliche Untersuchung zu ermitteln. Für den Arbeitnehmer selbst besteht eine prinzipielle Auskunftspflicht für solche Krankheiten, die mit Sicherheit oder mit einer an Sicherheit grenzenden Wahrscheinlichkeit die Eignung für den vorgesehenen Arbeitsplatz beeinträchtigen oder gar unmöglich machen. Unterlässt er dies, kann der Lehrvertrag bzw. Arbeitsvertrag angefochten und unter Umständen fristlos gekündigt werden.

Je nach Art der Epilepsie braucht jedoch eine wesentliche berufliche Beeinträchtigung durch diese Krankheit nicht zu bestehen. Allgemein kann gesagt werden, dass der Arbeitsplatzbewerber bei ausgeheilter Epilepsie nicht verpflichtet ist, Auskunft über die frühere Krankheit zu geben. Ist die Epilepsie dagegen nicht ausgeheilt – d. h., das zukünftige Auftreten von epileptischen Anfällen ist nicht unwahrscheinlich –, dann muss der Bewerber seine Krankheit auf Befragen offenbaren.

Wird der Arbeitssuchende nicht speziell nach epileptischen Anfällen gefragt, ist eine Offenbarung in den Fällen dennoch angezeigt, in denen eventuell auftretende Anfälle sich in irgendeiner Weise auf die berufliche Tätigkeit auswirken könnten – sei es in Bezug auf Leistung oder Gefährdung. Eine spontane Offenbarungspflicht besteht zum Beispiel dann nicht, wenn aufgrund mehrjähriger Beobachtung nachgewiesen ist, dass Anfälle ausschließlich aus dem Schlaf heraus auftreten.

Mitunter kann es sinnvoll sein, den behandelnden Arzt in die Gespräche einzuschalten, da eine ablehnende Haltung des Arbeitgebers oft aus Fehlinformationen oder Vorurteilen resultiert.

In einem Informationsgespräch ist es dann auch wichtig darauf hinzuweisen, dass der Arbeitgeber bei der Einstellung eines Anfallkranken kein Risiko eingeht – es sei denn, dass er die Unfallverhütungsvorschriften, die in erster Linie dem Schutz des Arbeitnehmers dienen, vorsätzlich oder fahrlässig außer Acht lässt.

Selbsthilfegruppen zur gegenseitigen Unterstützung

In den letzten Jahrzehnten haben sich zahlreiche Betroffene von chronischen Krankheiten und Behinderungen zu Selbsthilfegruppen (SHGn) zusammengeschlossen. Dies ist eine sehr sinnvolle und hilfreiche Entwicklung.

In diesen Gruppen können Sie mit Betroffenen, Angehörigen und Freunden Gedanken und Informationen austauschen, sich die Sorgen und Probleme der anderen anhören, Ratschläge aus eigener Erfahrung geben und gemeinsame Unternehmungen planen und durchführen. Hin und wieder werden Fachleute zu Vorträgen oder Informationsveranstaltungen eingeladen. All dies kann für den eigenen Umgang mit der Krankheit und ihren Auswirkungen, die Stabilisierung des (möglicherweise verlorenen) Selbstvertrauens, für größeres Wissen über die eigene Krankheit (bzw. die Ihres Kindes) und für die Verbesserung der Lebensqualität insgesamt sehr nützlich sein. Wichtig ist, dass die Aktivitäten in den Selbsthilfegruppen im Einklang stehen mit den ärztlich-medizinischen Maßnahmen; der wissende und erfahrene Arzt wird diese Arbeit unterstützen und Sie auf solche Laienorganisationen aufmerksam machen.

Tipp

Termine

Einmal im Jahr treffen sich die Selbsthilfegruppen zu einer gemeinsamen Tagung. Diese Termine sowie viele weitere Informationen finden Sie in der Zeitschrift »einfälle«, die herausgegeben wird von der Selbsthilfegruppe von Anfallkranken e.V., Zillestr. 102, 10585 Berlin, und von dort zu beziehen ist.

Im deutschsprachigen Raum hat die Bewegung der Selbsthilfegruppen zum Thema »Epilepsie« in den letzten Jahren intensive und flächendeckende Aktivitäten entfaltet; in sehr vielen Städten und Regionen haben sich Gruppen für Anfallkranke gebildet. Eine entsprechende Adressenliste erhalten Sie kostenlos über das Informationszentrum Epilepsie oder die Stiftung Michael (siehe Adressenverzeichnis im Anhang dieses Buches).

Hilfen des Gesetzgebers

Epilepsien sind chronische Krankheiten, für deren Kosten in erster Linie die Krankenkassen zuständig sind. Viele Epilepsien haben auch den Charakter einer Behinderung, vor allem wenn sie problemhaft verlaufen und/oder mit zusätzlichen gesundheitlichen Störungen einhergehen; dabei wird nach der Definition des Gesetzgebers eine Behinderung beschrieben als »ein Zustand, der die unmittelbaren Lebensverrichtungen und/oder eine angemessene Teilnahme am Leben der Gesellschaft nicht nur vorübergehend (d.h. für einen Zeitraum von mehr als 6 Monaten) erschwert«. Aufgrund dieser »Doppeleigenschaft Krankheit und Behinderung« vieler Epilepsien können für Ihr Kind ggf. auch Maßnahmen und Hilfen infrage kommen, für die andere Kostenträger als die Krankenkassen zuständig sind.

Eingliederungshilfen

Nach dem Bundessozialhilfegesetz (BSHG) haben auch Epilepsiekranke Anspruch auf Gewährung von Eingliederungshilfe. (Träger dieser Hilfe sind die örtlichen und überörtlichen Sozialämter.) Zu den Maßnahmen der Eingliederungshilfe gehören zum Beispiel:

- Heilpädagogische Maßnahmen, wie vorschulische Förderung, psychologische Behandlung oder Sprachheilbehandlung;
- Hilfe zu einer angemessenen Schulbildung;
- Hilfe zur Ausbildung für einen angemessenen Beruf oder eine sonstige angemessene Tätigkeit;
- orthopädische Hilfen – wenn zum Beispiel zusätzliche Haltungs- oder Bewegungsstörungen vorliegen; Anschaffung einer Sturzhaube (eines Schutzhelms) zur Vermeidung von Kopfverletzungen beim Sturz im epileptischen Anfall;
- Hilfen für Maßnahmen zum Erwerb praktischer Kenntnisse und Fähigkeiten, die erforderlich sind, dem Behinderten die für ihn erreichbare Teilnahme am Leben der Gemeinschaft zu ermöglichen.

Hilfe zur Pflege, Pflegeversicherung

Hilfe zur Pflege erhalten nach § 69 BSHG Personen, »die in Folge von Krankheit und Behinderung so hilflos sind, dass sie nicht ohne Wartung und Pflege sein können«.

Bei der Gewährung und Bemessung von Hilfe zur Pflege für Ihr Kind spielen vorhandenes Vermögen und Ihre Einkommenshöhe eine wichtige Rolle. Werden die Einkommensgrenzen überschritten oder ist Vermögen vorhanden, können Sie zumindest einen steuerfreien Pauschalbetrag jährlich anrechnen lassen.

Vorrangig gegenüber der Hilfe zur Pflege ist heutzutage die Pflegeversicherung, deren Träger die Krankenkassen sind. Ob Ihr epilepsiekrankes Kind Zuwendungen im Rahmen der neuen Pflegeversicherung (seit 1995) erhalten kann, hängt von der Beurteilung durch den Medizinischen Dienst der Krankenkassen ab. (Die Pflegebedürftigkeit wird dabei in 3

Stufen eingeteilt: I erheblich, II schwer und III schwerst pflegebedürftig.) Die Unterstützung durch die Pflegeversicherung kann durch Geld- oder Sachleistungen oder durch eine Kombination aus beiden erfolgen.

Sie können davon ausgehen, dass eine Epilepsie ohne zusätzliche Behinderung nicht zur Eingliederung Ihres Kindes in eine der drei Pflegegruppen führt (es sei denn, Zahl und Intensität der Anfälle sind so ausgeprägt, dass das Kind allein aufgrund dieser Anfälle einer kontinuierlichen Begleitung und Versorgung im Alltag bedarf).

Hilfe nach dem Schwerbehindertengesetz

Nicht nur erwachsene Anfallkranke, sondern auch epilepsiekranke Kinder und Jugendliche können vom Versorgungsamt einen Schwerbehindertenausweis erhalten, sofern der Grad der Behinderung (GdB) mindestens 50 Prozent beträgt. Eine Schwerbehinderung kann allein durch eine Epilepsie (ohne weitere Behinderung) bedingt sein; bei der Feststellung des GdB durch ein ärztliches Gutachten werden Art, Schwere, Häufigkeit und tageszeitliche Verteilung der Anfälle berücksichtigt.

Hinweis

Schwerbehindertenausweis

Der Schwerbehindertenausweis berechtigt Ihr Kind, Vergünstigungen in Anspruch zu nehmen, die auf gesetzlicher oder tariflicher Grundlage eingeräumt oder freiwillig zugestanden werden (zum Beispiel Steuervergünstigungen, kostenlose oder verbilligte Benützung von öffentlichen Verkehrsmitteln, Kündigungsschutz).

Hilfe nach dem Arbeitsförderungsgesetz

Eine Förderung kommt dann in Betracht, wenn Ihre Tochter oder Ihr Sohn nach Abschluss der Förderungsmaßnahme voraussichtlich entweder auf dem allgemeinen Arbeitsmarkt oder in einer Werkstatt für Behinderte eingesetzt werden kann. Während der Ausbildung erhält Ihr

Kind eine Berufsausbildungshilfe; sie wird finanziert durch die Arbeits-
verwaltung – ebenso wie die eventuell erforderliche Unterbringung im
Internat und die Fahrtkosten. Auskünfte darüber erteilen die zuständigen Arbeitsämter.

Anhang

Schriftliche Informationen und weiterführende Literatur (für Laien)

A. Matthes/H. Schneble: »Unser Kind hat Anfälle«; Informationsbroschüre, kostenlos zu beziehen über das Informationszentrum Epilepsie (Adresse Seite 154). *(Dies ist eine kurze, einfach gehaltene Informationsbroschüre, die insbesondere als Erstinformation gedacht ist.)*

D. Freudenberg: »Das anfallkranke Kind. Pädagogischer Ratgeber für Eltern«; Informationsbroschüre, kostenlos zu beziehen über das Informationszentrum Epilepsie. *(Die Autorin ist Diplompsychologin und befasst sich hier mit Fragen der Erziehung und Schule.)*

G. Krämer: »Epilepsie: Antworten auf die häufigsten Fragen«. Hilfreiche Informationen für Betroffene und Interessierte; Trias Verlag, Stuttgart 1998. *(Dieses Buch gibt ausführliche Informationen über das gesamte Gebiet der Epilepsie.)*

H. Schneble: »Epilepsie«; Beck Verlag, München 1996. *(Dieses Taschenbuch ist ein kleines Lehrbuch für interessierte Laien.)*

H. Schneble: »Das Eigentor oder die Geschichte vom Peter-Guck-in-die-Luft«; Eichner Verlag, Offenburg 1996 – z. Zt. vergriffen, Neu-Auflage in Vorbereitung. *(Dieses Buch ist insbesondere für Kinder – ab 10 Jahre – und Jugendliche geschrieben; gerade junge Leserinnen und Leser können sich hier über das Krankheitsbild Epilepsie ausführlich informieren.)*

H. Siemes/S. Ried/F. Bedürftig: »Jugendtagebuch Epilepsie«; Blackwell Verlag, Berlin – Wien 1998

S. Ried/H. Siemes: »Tagebuch Epilepsie«; Blackwell Verlag, Berlin – Wien 1997.

S. Ried/G. Schüler: »Epilepsie – von Anfall bis zur Zusammenarbeit«; Blackwell Verlag, Berlin – Wien 1996. *(Das Buch informiert ausführlich und für alle verständlich über zahlreiche Fragen im Zusammenhang mit der Epilepsie und zeigt Wege der Zusammenarbeit zwischen Betroffenen und ihren Helfern auf.)*

H.-D. Steinmeyer: »Rechtsfragen bei Epilepsie«; Informationsbroschüre, zu beziehen über die Stiftung Michael. *(Wie der Titel bereits sagt, werden in diesem Ratgeber rechtliche Fragen beantwortet.)*

G. Krämer: »Epilepsie von A bis Z. Medizinische Fachwörter verstehen«; Trias Verlag, Stuttgart 1999. *(Dieses Lexikon-Bändchen erklärt allgemein verständlich alle Fachbegriffe »rund um die Epilepsie«.)*

Vertiefende Fachliteratur

H. Doose: »Epilepsien im Kindes- und Jugendalter«; 11. Auflage, 1998. Erhältlich über die Firma Desitin, Weg beim Jäger 214, 22335 Hamburg.

A. Matthes/H. Schneble: »Epilepsien – Diagnostik und Therapie für Klinik und Praxis«; 6. Auflage, Thieme Verlag 1999.

Adressen, die weiterhelfen

In Deutschland:

Deutsche Epilepsie-Vereinigung e.V. (DE)
(Zusammenschluss von Selbsthilfe-
gruppen)
Geschäftsstelle:
Zillestr. 102
10585 Berlin
Tel. 030/3424414
Fax 030/3424466

einfälle
Zeitschrift der Epilepsie-Selbsthilfe
Redaktion:
Zillestr. 102
10585 Berlin
Tel. 030/3414252

Deutsche Sektion der Internationalen
Liga gegen Epilepsie
Geschäftsstelle:
Herforder Str. 5–7
33602 Bielefeld
Tel. 0521/124192 (tägl. 10–12 Uhr)

Informationszentrum Epilepsie (IZE)
Herforder Str. 5–7
33602 Bielefeld
Tel. 0521/124117 (tägl. 9–12 Uhr)

Stiftung Michael zur Bekämpfung von
Anfallkrankheiten
Dr. Helmut Reith,
Münzkamp 5
22339 Hamburg
Tel. 040/5388540

In der Schweiz:

Schweizerische Liga gegen Epilepsie
(SLgE)
Geschäftsstelle:
Postfach 129
CH-8032 Zürich
Tel. 01/3835455
Fax (01) 3825430

Schweizerische Vereinigung der Eltern
epilepsiekranker Kinder (ParEpi)
Waldhofstr. 21
CH-6314 Unterägeri
Tel. 041/7505002
Fax 041/7504034

Epilepsie-Vereinigung – CH
Bucheggweg 5
CH-3604 Thun
Tel. 033/364451

In Österreich:

Sekretariat der Österreichischen Sektion
der Internationalen Liga gegen Epilepsie
Universitätsklinik für Neurologie
Anichstr. 35
A-6020 Innsbruck
Tel. 0512/504–3879

Elterninitiative anfallkranker Kinder
Obere Augartenstr. 26–28
A-1020 Wien
Tel. 01/3301694

Stichwortverzeichnis